线雕
300问

主编　张宗学　王雷　牟北平

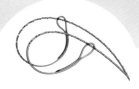

浙江科学技术出版社

图书在版编目（CIP）数据

线雕 300 问 / 张宗学，王雷，牟北平主编 . — 杭州：
浙江科学技术出版社，2017.7
　　ISBN 978-7-5341-7735-4

　　Ⅰ. ①线… Ⅱ. ①张… ②王… ③牟… Ⅲ. ①美容
术—问题解答　Ⅳ. ①R622-44

中国版本图书馆 CIP 数据核字（2017）第 150737 号

书　　　名	线雕**300**问		
主　　　编	张宗学　王　雷　牟北平		

出版发行　浙江科学技术出版社
　　　　　地址：杭州市体育场路 347 号　邮政编码：310006
　　　　　办公室电话：0571-85176593
　　　　　销售部电话：0571-85176040
　　　　　网址：www.zkpress.com
　　　　　E-mail：zkpress@zkpress.com
排　　版　杭州兴邦电子印务有限公司
印　　刷　浙江新华印刷技术有限公司

开　　本	880×1230　1/32	印　张	8.75
字　　数	194 000		
版　　次	2017 年 7 月第 1 版	印　次	2018 年 6 月第 2 次印刷
书　　号	ISBN 978-7-5341-7735-4	定　价	98.00 元

责任编辑　刘　丹　　　　　**责任校对**　张　宁
责任美编　孙　菁　　　　　**责任印务**　田　文

《线雕300问》编委会

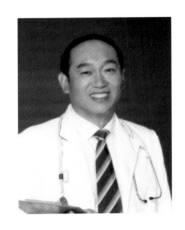

主编

张宗学

整形外科副主任医师，医学博士。宁波薇琳医疗美容医院技术院长，中国整形美容协会面部年轻化分会委员。从事整形外科工作20余年，多年担任三甲医院整形外科主任，先后于第四军医大学西京医院全军整形外科中心、北京大学第三医院成形科、空军总医院激光科等进修学习。专业特长为线材美容、非手术面部年轻化、中西医结合微创美容等，几年间通过线材美容技术治疗求美者近千例。《实用可吸收线材美容技术》《线雕与咨询》主编，"弧度埋线法"和"面部解剖埋线模板系统"发明人，多次受邀参加中华医学会和中国整形美容协会主办的学术会议并在会上做演讲。

技术交流

微信号：jzzzx1964325

电子邮箱：jzzzx@163.com

QQ号：963042760

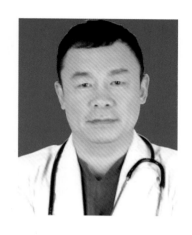

主编

王　雷

　　深圳恒丽医疗美容医院院长，中国整形美容协会脂肪医学分会第一届委员会委员，中国研究型医院学会美容医学专业委员会委员，中国中西医结合学会医学美容专业委员会第一届瘢痕整形美容委员会委员，中国中西医结合学会医学美容专业委员会华南区专家委员会委员。对线雕术后并发症如面部不对称、凹凸不平等的处理有丰富的经验。

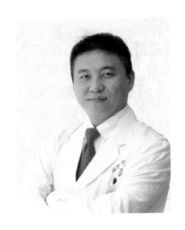

主编

牟北平

　　医学学士，毕业于滨州医学院。西安艺星医疗美容医院院长，中国整形美容协会鼻整形美容分会委员，中国整形美容协会新技术与新材料分会理事。于 1998 年起从事整形外科，为国内较早开展线雕技术的工作者之一。

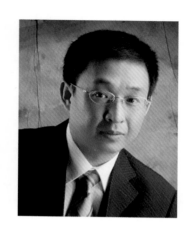

副主编

张　潮

　　福州张潮整形美容医院院长，中国医师协会美容与整形医师分会鼻整形专业委员会委员，中国整形美容协会鼻整形美容分会委员。从事整形美容工作 20 年，先后于哈尔滨医科大学附属第二医院、中国医学科学院整形外科医院工作学习。曾获首届中国美容与整形"白天鹅奖"。现于福州创办个人品牌整形医院，并受聘于国内多家大型知名整形美容医院，专注于鼻整形及面部线雕技术。

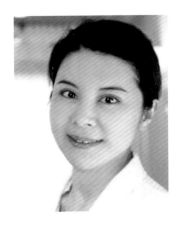

副主编

宿译元

　　沈阳天丽之源医疗美容医院院长，中国非公立医疗机构协会整形与美容专业委员会全国委员，中国中西医结合学会医学美容专业青年委员会委员，中国整形美容协会面部年轻化分会会员，中国医师协会美容与整形医师分会会员。

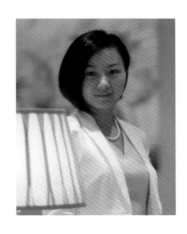

副主编
刘宇兰

　　医学硕士，毕业于华中科技大学同济医学院整形外科。上海艺星医疗美容医院微整形中心主任，美国达拉斯颅颌面中心访问学者。对眼鼻部美容整形、微创手术注射等均有独到手法和美学见解，熟谙各类微整形手法以及细腻温和的沟通技巧。曾在权威学术杂志发表《重组人 VEGF 基因治疗提高游离颗粒脂肪移植存活率的实验研究》、《单株毛发游离移植治疗眉毛缺损》、《骨髓间充质干细胞在 TGF–β3 联合 IGF–1 定向诱导下的软骨组织工程研究》等多篇论文。

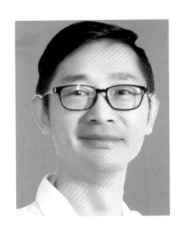

副主编

冯士彬

主治医师。佛山苏李秀英医院微整科主任，乔雅登玻尿酸指定注射医师。毕业于湖北三峡大学医学院，曾在襄阳市第一人民医院皮肤科进修 2 年。在注射美容的临床和基础研究、线雕的治疗与综合运用、面部年轻化等方面有较深的造诣，多次参加国内最新技术学习和交流。

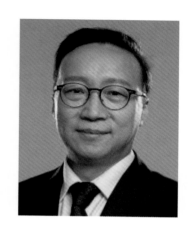

副主编

郑　荃

　　副主任医师，副教授。中国整形美容协会微创与皮肤整形美容分会微针专业委员会主任委员，中华微整形生物美容协会会长，中国中西医结合学会医学美容专业委员会西南区专家委员会副主任委员，中国整形美容协会激光美容分会常委，中国整形美容协会面部年轻化分会常委，全国微创整形外科工作委员会常委，中国中西医结合学会医学美容专业委员会激光美容亚专业委员会常委，中国医师协会美容与整形医师分会瘢痕亚专业委员会委员，中国医师协会美容与整形医师分会微创抗衰老亚专业委员会委员。

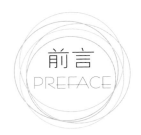

随着经济的发展、科技的进展、社会的进步、竞争的加剧，越来越多的人希望通过整形美容改变自己的形象，在入学、求职、工作、恋爱、婚姻、社交、生活等人生各个方面获得优势，提高自己的生活质量和生活品位，甚至改变自己的人生。中国人口超过13亿，未来的整形美容市场潜力巨大。为适应这一新的形势，越来越多的资金将进入整形美容行业，医学整形美容机构数量将在短期内急剧增加，并向地级市和县级市发展。

当前，中国医疗美容（简称"医美"）服务行业进入了高速发展期，中商产业研究院预测医疗美容数总量（包括手术及非手术）自2015年起按16.7%左右的复合年增长率增长，到2020年中国医疗美容数总量将达到1350万例。

中青年女性是医疗美容的主要客户群体。根据第六次全国人口普查资料显示，我国城镇人口中20～59岁的女性共有 2.17 亿人，数量庞大，这夯实了医疗美容行业的市场基础。我国 2014 年美容机构市场规模超过 4500 亿元，已经成为继房地产、汽车销售、旅游之后的第四大服务行业，巨大的商机已经凸现。今后几年，以科技创新、品牌创新、质量创新、服务创新为本的"新美容经济"将成为中国第三产业中的亮点。据中商产业研究院发布的《2016 ～ 2021 年中国美容行业市场分析及投资前景咨询报告》预测，未来我国医疗美容行业将会以每年 15.2% 以上的发展速度递增，到 2020 年医疗美容行业市场规模将会超过 11000 亿元。

在整个美容产业中，微整形由于其损伤小、效果好、无误工期等优点备受求美者青睐。近一两年来，微整形产业中可吸收线材产业异军突起，成为微整形中的黑马并呈爆炸式增长。一项 2016 年度最受欢迎医疗美容整形项目的民间调查结果显示，线雕位居第三名，仅次于双眼皮和瘦脸针。而且，随着线材美容市场需求的不断增加和在相关部门的大力支持下，线材美容将得到更大、更快的发展，2017 年可吸收美容线材的发展会进入快车道。

线材美容门槛低、操作相对简单，面对巨大的市场需求，并受利益驱使，越来越多的非医美从业人员转到线材美容上来。与此同时，非专业人员大量涌入线材美容行业中，导致求美者术后不但效果不好，而且并发症频频出现，给求美者带来了生理和心理上的巨大伤害。所以，不要再说埋线无技术可言，选择有经验的医师操作至关重要。与此同时，随着线材技术的发展，我们也看到线材咨询与之严重不匹配。因绝大多数咨询师没有医学背景，对新技术的掌握及运用水平不足，这严重阻碍了线材美容的发展。我们在提高线材操作者专业水平的同时，打造线材专家型咨询师也迫在眉睫。目前，国内外尚无一本线材咨询方面的专业图书可供参考。

本书用通俗易懂的语言，以问答的形式阐述了与线材美容相关的知识，对线材美容中遇到的各种问题进行了详细解答，实用性强，可供医美从业者及医学生、医美爱好者和求美者参考使用。

由于编写时间仓促和编者学识有限，书中难免会有不当之处，欢迎同行批评指正，以便日后进一步完善。

2017 年 1 月 2 日

目录

CONTENTS

第三章 线材美容原理和技术 —————————— 67

第六章　线雕并发症 ———————————— 115

第七章 线材美容与其他抗衰措施的联合应用——125

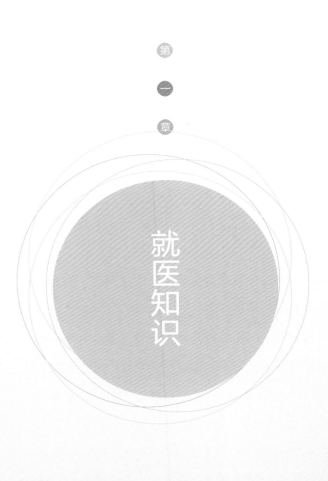

第一章

就医知识

线雕是什么

　　线雕是使用人体可以溶解吸收的医疗用线，将其注射到皮肤的真皮层以下或皮下，按照希望的方向制造皮肤的张力，以代替传统的面部提升术的一种新型、安全、有效的微创面部除皱提升方法。通过植入特殊的线，不仅有直接提升作用，还能同时改善皮肤质量，使皮肤恢复年轻的状态。

　　线雕就像盖房子时候的钢筋水泥，将可吸收缝合线埋植在体内，这个线被缓慢吸收，6 ~ 8 个月期间持续地刺激皮肤。在皮肤底下［表浅肌肉腱膜系统（SMAS）浅面］，用倒钩线提升下垂的皮肤和脂肪，达到支撑、雕塑轮廓、抵抗重力的目的；在真皮下，用大量平滑线埋植，产生缩小毛孔、美白、淡斑的效果，让肌肤不容易松弛，也让皱纹很难产生。线雕用的材料主要是聚对二氧环己酮

（PPDO）和其他合成材质。这些线材都具有可吸收、无异种蛋白排斥等特点。

面部埋线提升技术是一种通过面部埋线的方式来对抗面部肌肤松弛的技术。所埋线材刺激真皮层的胶原蛋白组织，令胶原蛋白组织能围绕埋入的细线而增生，使肌肤变得紧实起来，脸变得又小又有弹性，达到整体提升的效果。

值得一提的是，如果受术者自身营养状况不理想，不能及时有效地更新细胞和修复受损细胞，就会使胶原纤维生成不均匀，导致面部埋线提升术后出现凹凸不平、皮下永久性塌陷、皮肤发暗变僵硬等不良现象。

② 目前线雕在我国总体发展情况如何

线材美容在我国起步较晚。由于一些原因，线雕在公立医院刚刚开展起来，而一批民营医院医师在临床一线已经从事这一项目。经过几年的积累和总结，我国大陆线雕已经达到了世界先进水平。随着线材的发展和需求的快速增加，越来越多的医院在线雕方面得到快速发展。选择的线材不同，埋线方法各异，但只要有好的效果，就不失为好的埋线方法。

张宗学博士经过近千例的线材实践，总结出适合各类线材的"弧度埋线法"。这种方法填补了国内空白，使任何一种线材的埋线都有法可依，并做到扬长避短，深受广大求美者的喜爱。

③ 如何选择医院、线雕专家

首先，要选择正规医院。这样的医院一般都会使用有资质的线材，医师也是持证上岗的，安全系数较高，即使发生不满意或纠纷的事情，求美者维权也很容易。其次，要看这家医院在线材美容方面做的业绩怎么样、口碑好不好。

在选择医师方面也要谨慎。通常线材做得好的医院都有很有经验的线雕医师。医师的经验最为重要，求美者应尽量多地关注医师的自身特点和相互沟通是否顺畅。

④ 面部埋线的难点是什么

美学设计是线雕的难点，也是重点，审美更是重中之重。拿时下流行的审美标准之一的"桃心脸"举例。"桃心脸"的标准分为几层："大桃心"代表外围轮廓，上饱满而下收紧；"小桃心"代表苹果肌以下五官在内的饱满立体；"中桃心"代表以颧骨为重心的美学。这种标准脸型的人少之又少。我们通过提拉线改善最多的是大轮廓，通过紧致线改善的是局部小轮廓。如何通过设计提拉支点，使圆脸在视觉上变得修长？如何通过设计提拉支点、进针点、层次感、空间感和透视感，使过长的脸型产生横向圆润的效果？如何规避提拉过度，从而出现颧骨更突出的风险？如何设计才能使凹凸不连续的轮廓获得流畅的线条……这些都是美学设计的重点，也是复合提拉的精髓。当然，美学设计还包括皮肤充填剂、肉毒毒素和光电等的联合应用。

⑤ 好医师的标准是什么

好的线雕医师必须具备较好的审美能力和丰富的经验。丰富的经验可以做到让求美者扬长避短，少出现或不出现并发症。此外，良好的沟通能力可让医师了解求美者的真正需求所在，还可以纠正求美者不现实的诉求，使求美者高兴而来、满意而归。

⑥ 线雕如何询价

消费者购买产品时，除了产品本身的使用价值外，更多的是购买一种感受、文化、期望、面子、圈子、尊严、尊重、理解、地位等有象征性意义的东西。线雕是一种医疗行为，效果的好坏至关重要。

线雕的成本包含材料成本和人员技术成本，正规医院使用的合法的耗材要比没有证的材料贵很多；成熟的医师要经过近20年的学习、培训和艰苦的临床实践，因此正规医院线雕的价格会很高。有些非正式机构的线材没有保证、医师没有保证，即使它们价格很低也不要冒险，毕竟不可预知的潜在风险会很高，一旦出现问题，必定是追悔莫及，遗憾终身。

7 埋线手术的流程是怎样的？需要多长时间

（1）谈话：埋线手术前应与求美者谈话，讲明手术效果及可能出现的并发症，以取得求美者在手术过程中及术后的充分配合。当求美者有疑虑时，应进行第二次甚至第三次谈话。谈话完毕应进行术前签字。

（2）术前检查：术前应进行全身一般状况的检查，尤其是心理状态，心、肝、肾等主要脏器的检查和血液检验。对于两眼、两耳、两鼻孔、两嘴角、两颊，应检查是否对称，并做好记录。

（3）术前照相：为了让求美者观察手术效果，也为了便于进行学术交流，施行面部整形美容手术前后均要照相，作为一般资料保存。

（4）手术操作。

（5）术后拍照、术后护理（冰敷）等。

通常做一次线雕包括术前准备和术后护理要 2 个小时左右。

8 做埋线手术要不要家人陪同

埋线手术是医院里风险最小的手术之一，同时也是操作损伤很小的一个项目，除非家人不放心，一般不用陪同。术后可以独自驾车，也可以去上班。

9 专家埋线会失败吗

整形美容医师的技术也是练出来的，早期他们会有一些做得不太满意的案例，但经过多年的历练，其技艺已经炉火纯青。只要跟医师沟通好，医师用心为你操作，术后严格按医嘱执行，一般都会有较好的效果。

⑩ 顾客要求打折过分吗

线雕求美者一般都是花不菲的钱来求医的，作为消费者当然有权争取价格的满意。但是，求美者切记"一分钱一分货"的道理，真正的满意是线雕疗效的满意，而非价格的便宜。因此，求美者要把找好的医院、好的医师放在首位，在此基础上再去关心价格的高低。

⑪ 比较了好多家医院，如何做最终选择

我们知道，埋线的价格，医师水平占 80%，线材质量占 20%。所以，首先应选择专业水平较高的医院、专家，其次选择高水平服务，最后才是合理的价格。切记不要贪图便宜，找非法人员操作，使用危害身体的材料，一旦出现问题将后悔终身。

⑫ 线雕美容院也在做，为什么医院比美容院贵好多

线雕操作貌似非常容易且安全，所以会有很多非医疗机构和非医务人员趋之若鹜。非法机构以劣质的材料、低廉的价格给尚处"无知"的求美者提供微整形"服务"。笔者几乎每天都能接到求助信息，绝大部分来自非法机构。它们的"医师"不用多年的学习和培训，几天即可上岗，成本很低，再加上便宜的线材，所以与正规的医疗机构相比极具"竞争力"。作为求美者一定要提高警惕，不要因为贪图价格便宜而追悔莫及。

13 "我能先看一下你们做过线雕的顾客（或照片）吗？"

对于每个来院的顾客，我们都要尊重他（她）的隐私。因此，做过线雕的顾客的照片是不能随便给别人看的。但是有做模特的志愿者，医院与他们有模特协议，是可以让其他人看的。

14 线雕能把人做成"网红"吗

"网红"是时代的产物，是流行、时髦，同时也是商业炒作的结果。今天的"网红"会不断地被新的形象所取代。再者，想做"网红"一定要具备"网红"的客观条件。线不是万能的，它的作用仅仅是紧致和提升。作为心理健康的求美者，要考虑自身的实际情况，再年轻一些、再完美一点就够了，切莫追逐所谓的时尚"网红"而忘掉了自己是谁。

15 线雕疗效如何判定

线雕用线有几个层次：①深层次的倒钩线主要用来提升，术后即刻有效；②功效为美白、淡斑、缩毛孔的平滑线要3个月左右才能达到较好的效果；③兼备两者功能的螺旋线、螺旋锯齿线则介于两者之间发挥作用。术后由于肿胀消退，提拉效果会有一些反弹，但很快就会慢慢地紧致起来。通常除了倒钩线以外的线雕效果，多数是被身边的亲人或同事在2个多月后不经意间发现的——埋线处皮肤白了、细腻了。

16　体质跟线雕效果有关吗

祖国医学非常重视体质对健康的影响，早有专家将人的体质分为九种，同时也有其他的分类法。脾主肌肉是中医的精髓之一，很多身体问题都会与中医的脾胃功能有关。临床观察发现，脾胃功能差的人肌肉无力，做线雕维持的时间也很短。所以，脾胃功能不好的求美者，在做好线雕的同时还要调理身体，做到脾实胃健，也能延长线雕时效。

17　线雕疗效不满意怎么办

疗效不满意有主观原因和客观原因之分。主观原因是医师觉得效果很好但求美者不满意，这种原因一般是由于术前沟通不够或咨询师承诺得太多造成的。遇到这种情况时要与医院相关部门沟通好，达成双方都满意的共识。客观原因是医师觉得效果确实不满意，这种情况的求美者来到医院，医师都会及时给予调整直至其满意的。

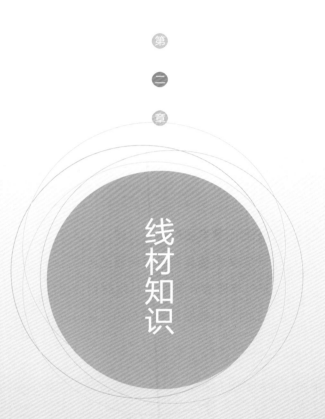

第二章

线材知识

① 线材的发展历史怎样

（1）最初的构想：埋线提升这一构想源于对外科缝合线可诱发胶原蛋白增生的现象的观察。早在 1980 年前后，医疗美容界就开始尝试用各种线体进行医疗美容，但当时没有广泛应用。

在中国，埋线提升被视为用线材雕刻面部的艺术，简称线雕。

（2）第一代线雕技术：1990 年，苏联医师 Marlen Sulamanidze M. D. 将一种有钩的缝线（Aptos thread lift）用于面部美容，而当时使用的这种线体还不能够被人体吸收。

（3）第二代线雕技术：第二代技术则是使用固定排向的结，也是不可吸收的轮廓线。

（4）第三代线雕技术：第三代线雕技术使用可吸收的线，也算是埋线提升美容的一次革命。它改善了该领域的缺点，利用黄金拉丝线体，缝入肌肉与真皮层之间，从而达到诱发胶原蛋白增生的目的。

（5）第四代线雕技术：其整体朝更安全、不残留、维持时间更长的方向发展。

② 线雕用的可吸收线和不可吸收线有什么区别

（1）可吸收线。

1）优势：在体内停留的时间为几个月到一两年不等，之后会被身体吸收代谢。对于那些担心治疗后遗症或副作用的求美者，或对体内异物始终不放心的求美者来说，可吸收线能使其在心理上获得一定程度的安慰。

2）劣势：由于线材最终会被组织吸收，一般来说明显的治疗效果持续时间不超过 2 年，应用可吸收线的提升术可能需要再次施术。

（2）不可吸收线。

1）优势：和可吸收线仅能维持 1 年左右的提升效果相比，不可吸收线的提升效果更长久，这也是它最大的优势。

2）劣势：当治疗不成功时，可吸收线可以放置不管，等待身体将其吸收，但不可吸收线就需要通过手术方式将其取出。然而，就算是要通过手术取出线材，也可能由于施术手法、线材形状等各种原因，造成线材牢牢抓住皮肤组织而无法取出的情况。

③ 锯齿线的发展经历过哪些阶段？与其他线材一起如何选择

单线、双线、螺旋线是做埋线最早期的简单品类，对于局部紧致有好效果，可以改善皮下微循环、增加皮下胶原感，肤质也会得到一段时间的改善，并提亮肤色。螺旋线相比于单线只是提高了和皮下接触的面积并更紧致一些。单线如果在手法上进行出针前的旋转，也可以达到螺旋线的相应效果。

锯齿线从 2012 年发展到现在，经历了以下阶段：

2012 年，尖针配套单排锯齿线比较原始，应用简单粗暴，痛感强，易引起皮下血肿、穿通伤和神经损伤；单向锯齿线容易向反锯齿方向滑脱。

2013 ~ 2014 年，锯齿线快速发展，从针头变成半钝到线材升级为双向锯齿，一排向上一排向下，在提拉的同时防止下滑。

2015 年，锯齿线针头升级为全钝针，对求美者损伤降到最低；锯齿从双向锯齿升级到 360° 旋转锯齿，和组织挂得更牢固；从术中几乎无痛的体验感到之后的短暂恢复期，效果立竿见影。

双向倒刺：两组倒刺，排列方向相反；顺向倒刺提拉组织，逆向倒刺将提拉后的组织固定；倒刺三维螺旋排列，增强提拉效果。

2016 年年初，出现了能够搭配使用的效果更出彩的铃铛线和铆钉线 [当然这两种线还没有获得国家食品药品监督管理总局（CFDA）认证]。铃铛线，也有人叫它雨伞线、小帽子线，能在某些部位和皮下组织更好地贴合及塑形。

同时还出现了一种可以做局部填充的填充线，一个针头里面有 8 ～ 13 根线材聚集，比较适合置于面颊侧面凹陷的部分、深的皱纹、法令纹和私密处。

线材只有精良搭配，在不同的层次放置不同的线材，才能真正达到提拉紧致的综合效果最大化。

④ 用于埋线提升的线的粗度主要有哪些？缝合线按线径是怎样划分的

用于埋线提升的线的粗度主要是 7-0、6-0、3-0、2-0、0 号、1 号。

缝合线按线径划分为 8-0、7-0、6-0、5-0、4-0、3-0、2-0、0 号、1 号、2 号、3 号、4 号，从 4 号线到 8-0，线径依次变细，应根据手术部位所需拉力来选择线的粗细。

⑤ 埋线就是埋"蛋白线"的说法对吗

可吸收线材成分专业名词 PPDO 是"聚对二氧环己酮"

的英文缩写（V-Loc 单向锯齿线则采用的是乙二醇酸与丙亚基碳酸酯共聚物质），但此类名称着实绕口，因此常被称为"蛋白线"，却实际上绝无任何蛋白质的成分，只是在体内会被吸收，性质上与含蛋白成分的羊肠线有几分类似而已。我们说的"线"不是因为线是蛋白，而是因为这个线埋进去之后可以产生胶原蛋白。为什么那么多人会以为埋线就是埋"蛋白线"呢？因为蛋白能吸收，而求美者缺的也是胶原蛋白，所以大家在认识上容易混淆，这是商业化的结果。

这就如同四川名菜"鱼香肉丝"，其实根本没有"鱼"在里面，只有相似于鱼的味道，但是这一名字已叫了不下百年，早已约定俗成，再改口反而又让人不习惯了。与此同理，笔者在临床与求美者沟通时，也是将可吸收线称为"蛋白线"的，倒并不是有意忽悠。可吸收线的特点是见效比较快，若使用锯齿线，术后即刻就有明显的提升效果。其缺点是吸收也较快，明显效果的持续时间不超过 1 年。若在半年左右两次植入，则疗效可大大增加。

⑥ 合格线材的环氧乙烷残留标准是什么？线材含水量的多少对线材有何影响

（1）环氧乙烷（EO）残留量：植入物≤10g，最大允许值为 14mg/m^3。

（2）含水量太低，线材保存期短，易断线。

（3）含水量太高，EO 残留量可能过高，线太黏。

（4）线体黏附在针管内壁，随针头拉出的概率较高。

⑦ 可吸收线材对人体有无伤害？线最后在体内变成了什么

答案是绝对没有伤害。目前绝大多数线材的主要成分是 PPDO，还有其他合成线材。它们都有着很好的组织相容性，在体内表现出轻微的异物反应，未见肉芽样组织，经过半年左右崩解为 CO_2 和 H_2O，最终被人体完全吸收。

⑧ 目前医美界最流行的线雕的线是什么线

在医美界炒得很热的线都是商业运作的结果。其实，每种线材都有其独特的优势。同时，任何一款线都不是万能的。作为医者和求美者都要有强烈的安全意识。在我国，只有经 CFDA 认证的线材才是合法的，是受法律保护的。除此之外的都是非法的。医疗机构或医师如果使用没有认证的线材，一旦出现纠纷，就要承担相应的法律责任。当然，在中国大陆未经认证的线也未必不是好线。

⑨ 国内合法的可吸收线材有哪些

目前我国合法的线材及其所含主要成分如下。

（1）V-Loc 提拉线：乙二醇酸、丙亚基碳酸酯共聚。

（2）Quill 提拉线：聚对二氧环己酮（PPDO）。

（3）恒生线：PPDO。

（4）美迪塑：对二氧环己酮（PDO）。

（5）广雅斯：PDO。

⑩　合法的线和没证的线有什么区别

目前在中国，线材品种繁多，让人眼花缭乱。作为消费者该如何选择呢？最简单的判断就是选择有合法资质的线材。合法的线是我国相关职能部门按照相关法律规定，通过多次的动物实验、临床试验确定线材的相关指标都达到了相关规定的要求，从而确保植入人体后是安全的。没证的线是指没有经过我国相关部门批准的产品，对人体有潜在的风险。奉劝消费者擦亮眼睛，以免受到不必要的伤害。

⑪　市面上不同种类的线各有什么功能

理论上线的种类只分为两种，一种是带齿的，一种是平滑的。没有齿的平滑线又分为螺旋、多根、有长有短、有粗有细等。为什么设计出这么多线？因为每种线作用在不同的部位可以取得不同的效果。

（1）平滑线：主要作用在真皮层与皮下组织，可以做在比较浅层的位置，是利用线材产生的异物反应并刺激胶原蛋白新生的原理来达到紧实的效果。若埋在脂肪层，则可以消脂。术后有立即微拉提的效果，1个月后效果更佳，可以维持 1.5 ~ 2 年。笔者认为根据其作用原理，以美白、淡斑、紧致、消脂及改善肤质效果比较明显，拉提效果仅为 20% ~ 30%。

线体在降解过程中还能引起周围组织的炎性反应，最终起到美白作用。平滑线埋植在真皮下，以紧致皮肤，增加弹性。

（2）填充线：一个针头里面有 8 ~ 13 根（或编织成网状）线材聚集，不同的厂家有不同的称呼（如私密线、网管线、爆炸线），比较适合放在面颊侧面凹陷处、深的皱纹处、鼻唇沟及私密处，塑形效果比较好。

（3）螺旋线：是将光滑线盘绕在针头上形成弹簧样结构。一根在盘绕状态只有 2cm 的螺旋线，在完全伸展时可以长达 10cm。螺旋线有收紧、除皱和嫩肤作用，常应用于面部和身体。螺旋线又分为单螺旋和多螺旋等。螺旋线主要用于刺激骨膜生长，改善骨性支撑，也可用于软组织（如颧部和颏部）的容量提升，可维持 2 年左右的效果。另外，线体吸水变直后可起到防止松垂和紧致提升的作用。双螺旋线主要用于改善某些皮肤较薄、松垂明显的区域。

（4）锯齿螺旋线：针内双向齿，针外螺旋齿，360°提升和固定。其提拉力比螺旋线大大增强，在提高容量上又比单向锯齿线强了很多，主要适用于松垂不明显的部位（如面、胸、臀等）的提升。

（5）单向锯齿线：只有朝向一个方向的小齿。这种线一般埋植在皮下浅层，一端固定在颞深筋膜上。它通过固定和提升颞部的软组织而达到增强下面部提升的效果，可分为打结线和不打结线两种。

（6）双向锯齿线：这种线有彼此相向的锯齿，都朝向线的中央。线的一端自上向下牵拉软组织，另一端自下向上提拉软组织。这种作用使线两端的软组织向线体中央聚集，即线的一端起固定的作用，而另一端起提升的作用。

双向锯齿线有自带导针的"大V线"和另配导针的长的双向锯齿线（规格有 7cm×7cm、14cm×14cm、24cm×24cm、34cm×34cm 等，粗度有 1 号、0 号、1-0、2-0、3-0 等）。前者操作灵活、方便，主要应用在面部、胸部和腰部，后者则一次解决了固定点和铆钉点两个问题，提拉效果更强大。双向锯齿线的出现标志着线材美容上了一个新的台阶。

使用锯齿线治疗后的即刻效果非常好。但是，双向锯齿线在埋入受术者面部后，齿突的形态并不一致，越靠近线的中央张力越大，做面部表情的时候撕脱的可能性越大。所以，线体滑脱、移位是双向锯齿线的常见问题。

（7）多段双向锯齿线：将线体上的双向齿突分成至少4个各 1.5cm 长的节段。这种方式下，在线体埋入人体组织后，齿突形态的一致性得到较好的保持；当线体拉伸时，组织不会被过度地向上牵拉，因此主要起将组织向一定位置和方向固定的作用。简而言之，当受术者在仰卧位时，面部软组织会向上移位；将线埋入面部后，软组织就被固定在这一状态。

它的提升作用不如双向锯齿线那么强，但是因为每个齿突的受力比较均匀、一致，发生线体滑脱和软组织移位的情况比较少见，因此比双向锯齿线更为安全而持久。

⑫ 线雕需要技术吗？为什么美容院里不是医师的也在做

可吸收线材的埋植因其操作简便、安全、效果好，深受医师和求美者的青睐，但是它对操作者有着严格的要求，除了受多年的正规教育外还要有多年的临床实践经验才能持证上岗。一旦发生问题，轻者会有并发症，重者会造成毁容的风险。目前，有一批没有资质的甚至不是医师的人员也在从事着这个职业，他们既没有无菌观念，又没有解剖常识，还会使用来源不明的线材，从临床观察，绝大多数并发症与这些无证人员的不当操作有关。这种情况已经引起国家相关部门的高度重视，非法从业人员将会受到严厉的法律制裁。

⑬ 埋线提拉是埋到皮肤的哪个层次？埋浅或者埋深了有什么区别

不同部位的埋线提拉应埋到不同的层次。比如苹果肌就要埋得比较深，埋到脂肪层。实际上苹果肌是一个"脂肪团"，可以分为浅层 4 块、深层 4 块，它们是整个大团的脂肪垫往下移位、松弛。线因为要提拉脂肪垫，所以需埋得相对深，也就是说埋到皮下的脂肪浅层。有的人脂肪特别薄，那我们只有埋到脂肪深层才能有效果，即根据这个人脂肪层的厚度来决定。

除此之外的其他部位都是埋到浅层（也就是真皮下层）的，非常贴近皮肤，比如眼周、唇周。

⑭　埋线提升术为什么这么火

这就要结合传统除皱术来谈谈了。传统除皱术往往顾此失彼，有的只注重效果，手术过程却烦琐复杂；有的简化了手术过程，效果却不如人意，维持时间也太短，甚至出现副作用。可吸收线悬吊除皱术不但具有创伤小、不出血、只用局麻等优点，而且操作简单、安全，效果明显，表面不留痕，受术者无痛苦。锯齿线悬吊除皱术的维持时间通常可达 2 年以上，且植入的线不仅对肌肉组织无损伤、无毒副作用，还可以吸收降解，不影响肌肉的正常运动。

⑮　为什么要做面部线雕提升

（1）可以恢复年轻态，使得面部轮廓整体更协调。

（2）在皮下层埋线，可以恢复松垂的软组织位置。

（3）多层埋线可以延缓衰老。

（4）在真皮下埋线，对皮肤有美白、淡斑、缩毛孔的作用。

可吸收线作用层次见图 2-1。

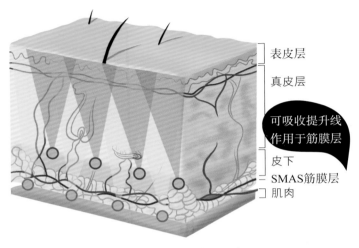

表皮层
真皮层
可吸收提升线作用于筋膜层
皮下
SMAS筋膜层
肌肉

图2-1 可吸收线作用层次

⑯ 线雕提升术与传统拉皮术有什么不同

（1）施术方式不同：线雕提升术是将可吸收线交错组合植入真皮及皮下层；传统拉皮术是在面部切开同时行深部组织折叠缝合并切除多余皮肤，再收紧缝合表皮。

（2）疼痛程度不同：线雕提升术采用局部麻醉，全程无痛；传统拉皮术需半身麻醉，术后护理时间较长。

（3）治疗周期不同：线雕提升术创伤少，恢复时间短，3～5天即可恢复社交活动；传统拉皮术损伤大，恢复时间长，一般需2～3周才能正常工作。

（4）手术效果不同：线雕提升术高效抗衰老，防止老化，修正面部线条，美白淡斑，提升肤质；传统拉皮术仅除皱，没有美白、淡斑、缩毛孔等功效。

（5）手术部位：线雕提升术适合全面部、颈部等；传统拉皮术仅适合中下面部。

（6）副作用、并发症不同：线雕提升术一般无副作用；传统拉皮术需剥离皮肤，不但伤口大，风险高，术中容易损伤神经，术后易留下瘢痕，而且面部多呆板不自然。

17　埋线后可以怀孕吗？怀孕了还能埋线吗

埋线后可以怀孕，因为可吸收线材成分是对身体无害的合成材料，最终在体内降解为 CO_2 和 H_2O 而被人体完全吸收。

但是已怀孕的求美者就不建议做线雕了。因为操作过程中有疼痛刺激，术后还会由于身体的不同状况可能发生诸如过敏等不可预知的并发症或其他情况。这些状况一旦出现又不能乱用药物，以免影响胎儿发育，所以怀孕是线雕的相对禁忌证。

18　埋线术后不理想如何补救

埋线术后不理想有几种情况：可能出现并发症如"酒窝"之类的，也可能出现左右不对称或需要改善的没有达到预期效果。一旦发生埋线术后不理想的情况，首先要判断是哪方面出现了问题，是主观的还是客观的，是需要马上解决还是需要观察一下，因为小的凹陷、不平整等都会在术后 1 个月左右自行恢复。还要知道真皮下埋植平滑线的效果一定是在 3 个月左右达到最佳。

总之，出现埋线术后不理想的情况一定要通知求美者尽快来到医院，由经治医师与求美者进行充分沟通，找出原因，提出解决方案，通常经过局部调整都会得到令求美者满意的结果。

19 **前次埋线效果消失再做是否还是按照原先方法**

不一定。要根据求美者的实际情况与其愿望以及美学设计综合考量，最后做出针对其个人的设计方案。线材铆钉点的位置非常重要，在术前沟通中医师和求美者之间会达成共识，所以进针点也可能与前一次相同，也可能因为需求的变化而重新选择其他位置。

20 **目前国内医院有哪几种方法可以提升面部?哪种方法好**

（1）视觉性提升。

1）填充方式：面部填充，如应用玻尿酸、脂肪、自体血清、肉毒毒素及埋线等。

2）消融方式：溶脂针、光纤溶脂等。

3）仪器方式：超声刀、热玛吉、深蓝射频、黄金微针等。

（2）软组织错位：微创提升、线材提拉、内镜除皱、小切口除皱、传统拉皮术等。

至于哪种方法好，则要由医师评估求美者的具体情况，结合身体状况、工作性质、收入状况等，选出一个适合的方法。

㉑ 什么因素会导致蛋白线加速代谢

唯一能决定蛋白线代谢快慢的就是肌肤里面的体液含量多少，体液含量多的人会加速蛋白线代谢。

㉒ 多大年龄开始做埋线比较好

很多人认为埋线是抗衰老项目，35 岁以后再做都来得及。但其实 20 岁的时候，如果你有肌肤松弛的问题，就可以利用埋线来解决了。还有，要想通过线雕改变脸型，不受年龄限制，只要是成年人就可以了。

㉓ 线雕的最佳年龄是几岁

一般来讲，线雕最好的年龄区间是 35 ~ 50 岁。但由于个体差异和体质、生活方式的不同，差异很大。比如，有的女孩尽管才 20 岁，但皮肤松垂了，就适合埋线调整。还有的人想改变面部轮廓，也可以通过线雕来解决。年龄大、皮肤特别松垂者不建议做线雕治疗。

㉔　做完埋线提升何时有效

深层提拉线材植入立即有提拉的效果。浅层配上平滑线的植入，更加刺激自身胶原蛋白的再生，效果一天比一天好，在 2 ~ 3 个月疗效达到最满意。面部埋线的提升效果一般可维持 2 ~ 3 年，在术后的日常生活中要注意面部保养，这可以让效果维持的时间更长。

㉕　埋线提拉做多了会出现面部僵硬的情况吗

用不合理的方法做埋线，一定会脸僵！比如说深层线，也就是锯齿线，埋线的时候每根线之间的距离都是有讲究的。如 0.8mm、1cm 或者 2cm，不同的距离达到的效果是不一样的。掌控埋线的间距是很重要的。如果一味地追求让肌肤收紧，过度地"埋"，"异物"会导致面部出现水肿、泛红等问题。术前沟通很重要，专业医师的专业操作是不会产生面部表情僵硬问题的。

㉖　埋线的根数和最后的效果有直接关系吗

一定数量范围内埋线的根数和效果是有关系的，而且与维持效果的时间成正比，但是达到一定数量后再增加就没有意义了！一定数量的线材要想达到好的效果，一定要有好的设计方案才行。要想达到理想的治疗效果，术前要和医师进行充分沟通，让医师完全了解你的肌肤状况、皮肤的松弛程度，以及你的肌肤胶原产生能力、恢复弹性的能力，最后根据你的情况进行合理的设计。

27 面部线雕提升 30 根或 300 根由什么来决定

面部线雕提升用多少线，需要医师根据面部松弛程度制定个性化方案，分层次、分部位定位植入。只有多线材综合合理使用，才能保证最佳效果的持续时间。运用点、线、面将逆龄线交错植入皮肤各层，重建人体面颈部年轻紧致的立体架构，根据异物反应原理，源源不断地促进胶原及弹性蛋白新生，并促进肌肤修复能力，强化松弛老化的肌肤弹性，从而实现面部整体提升、重塑轮廓、抑制衰老、改善肤质的效果，维持时间可长达 2 年左右。

28 埋线提拉适用于哪些部位？眼周、唇周也可以吗

埋线提拉适用于全面部提拉，眼周鱼尾纹、唇周木偶纹都可以做，眼周部位还有眼部专用线。眼周和唇周这两个部位比较特殊，因为下面是没有脂肪的，皮肤下面就是肌肉，所以尽量只选用平滑线，而不是锯齿大线。

29 不同年龄的布线方法一样吗

只要满 19 岁就可以做线雕提升了，不要等到衰老，即使花了高价也会有岁月残留的痕迹，保持青春要从年轻

做起！20 岁的时候，可以埋一些浅层的平滑线，通过在浅层埋植来提升收紧。超过 30 岁，脂肪垫会有所松弛，就埋一层深层的线，再埋一层浅层的线。40 岁以上，各种松弛都会出现，埋线提升或是手术都可以选择，需要根据皮肤的松弛程度来制订方案，这个时候单纯的埋线提升已经不能完全解决问题，需要进行综合处理。

每个人的皮肤松弛程度也跟自身的保养及遗传有关系，不能完全按照年龄来区别。当意识到皮肤有松弛情况的时候，就需早点干预，越早干预，效果越理想，保持理想状态的时间也就越久。

30　PPDO 线的生物特性是什么

（1）柔韧性：PPDO 即聚对二氧环己酮，是一种脂肪族聚酯，由于其分子链中有独特的醚键，故有良好的柔韧性。

（2）可降解性：PPDO 的降解主要是由于水解作用引起的，水分将导致低分子链断裂，在生物体内这些链裂能被身体代谢吸收或者生物吸收，其降解产物大部分从呼吸道排出，少量的从尿道及粪便中排出。具体降解流程：PPDO →乙醛酸→草酸→尿甘氨酸→丝氨酸→丙酮酸→乙酰辅酶→二氧化碳和水。

PPDO 为聚酯型聚合物，其特点是怕水、怕氧。怕水，线材内包装采用透气纸，确保水分子不会进去。怕氧，外

包装采用铝锡纸包装，里面填充的气体是氨气，对 PPDO
起保护作用，同时隔绝空气，也就是主要隔绝氧气。

31 PPDO 线的降解有什么特点

PPDO 具有良好的物理机械强度、化学稳定性、生物
组织相容性和安全性，同时具有可生物降解性，在体内完
全分解成二氧化碳和水，随着新陈代谢和微循环排出体外，
没有任何残留，是最新一代可吸收缝合材料。

（1）隐性降解期：PPDO 线植入皮下 8 ~ 12 周前，
降解缓慢，无明显分解表现，炎症反应轻微。

（2）显性降解期：8 ~ 12 周以后，开始加速降解，
逐步被破坏为碎片，异物巨细胞、吞噬细胞、浆细胞等吞
噬组织反应有所加强，表现为轻微慢性异物反应，但未
出现组织坏死及明显的肉芽组织增生，表现为良好的组织
相容性，24 周最终分解为二氧化碳和水，完全排出体外，
无任何残留。从这点可以看出，使用 PPDO 线是安全的。

0 号线的直径是 0.5mm，主要在全面部提升中使用，
吸收期超过 180 天；1 号隆鼻线的直径是 0.6mm，吸收期
更长；面部的体液相对来说要少，所以线的吸收时间还要
延长。

32 PPDO 线雕的优势有哪些

（1）安全可靠：采用纯天然、可降解绿色材料，生化

工艺制造，组织相容性强，一般无不良反应，无负担，不致敏，不导致栓塞，无异物感。

（2）无创快捷：此手术是一项整体青春恢复工程，无须开刀，无须注射，整个治疗过程时间短。

（3）效果持久：植入的蛋白线不会产生滑动或移位现象，除皱见效时间快；有效消除皱纹，迅速提升、紧致肌肤，改善面部松弛下垂的情况；3个月达到皮肤恢复弹、柔、滑、嫩、润的完美状态；可重复植入，效果不打折，具叠加效果，几乎永葆青春。

（4）整形无"死角"：除了全面部提升除皱效果突出外，该技术还能用于全方位雕塑女性玲珑优美的性感曲线。

（5）不受皮下假体、充填剂的影响。

㉝ 一次治疗可以保持多久？隔多久可以进行第二次

浅层的线埋入1个月后，就可以起到一定的包裹、提拉作用，大约在3个月的时候力量更强一些，在180天左右就开始降解，2年左右可以全部代谢掉，没有残留。一次疗程可以维持1.5 ~ 2年，建议做完后1年可以进行"查漏补缺"，在某些部位轻度加几根线，让效果维持得更好。年龄大的求美者皮肤比较松垂，一次提拉不能达到预期效果的也可以在3 ~ 6个月后再行埋线提拉术。

(34) 19 岁可以埋线吗？多大年龄开始做埋线比较好

只要是成年人都可以。19 岁的时候想改变脸型，就可以利用埋线来解决了。有些人虽然才二十出头，但因为脾胃功能较差或原来特别胖，一下子瘦下来，皮肤突然变松弛，这种情况也是适应证。还有一些人，经常注射玻尿酸，过度注射会导致的问题就是"静态美"，但动态的时候会导致表情不自然，比如苹果肌，体积过大造成下坠，做表情的时候就会显得非常不自然。这种人看上去虽不是衰老和松弛，但可以利用埋线将苹果肌提升，让表情变自然。

(35) 埋线提拉会不会让脸一下子松垮了

一定不会。脂肪和肌肉组织的衰老表现为从 20 岁开始一点点向下移动，如果 25 岁开始做埋线，可以让它们复位。之后每隔一段时间进行治疗，每次治疗的"查漏补缺"可以让脂肪和肌肉组织一点一点地归位，防止严重松弛。所以若能长期保持，肯定会比同龄人看起来年轻。当然，埋线的提拉效果是有限的，因为衰老是分几步的，即皱纹的产生、松弛的产生、组织容量的减少。当组织容量减少的时候，需要的就是"填充 + 提拉"了。

36 面部脂肪过多而导致的下垂是否可以用埋线提拉来改善

可以的，但效果因人而异。例如一个人脸部宽大，可有三种原因：一是脂肪；二是骨骼；三是咬肌的大小。这三种原因都需要做针对性的方案，不能单纯地说埋线对这种情况有没有用，要看是需要解决什么问题。比如埋线可以解决肥胖带来的松弛，但是不能解决肥胖这个问题，肥胖可以通过光纤溶脂、吸脂辅助埋线来解决。

37 如果疼痛分为 10 级，10 为最痛，埋线提拉有多痛

如果说双眼皮的疼痛等级是 1，那么埋线提拉的疼痛等级不过是 1 ~ 1.5 而已。做埋线的时候是完全不疼的，但是打麻药的时候是会疼的，所以我们会建议受术者做舒适麻醉。这个麻醉不是睡眠麻醉，舒适麻醉能清醒地对话，有点像喝醉的感觉。另外，线刚埋进去、术后 1 周之内表情比较大的时候会有牵拉的疼痛感，但是冰敷就能缓解。因此，术后要尽量遵从医嘱，合理安排日常生活，避免并发症的发生。

38 做完埋线皮肤上会有创口吗

埋线后皮肤表层有针孔大小的创口，术后用痘痘贴外

敷，一般 24 ~ 48 小时之后就会恢复了。

39 术后面部红肿或者面部僵硬应如何护理

面部线雕术后由于组织损伤，尤其是大量的平滑线埋植在真皮下，导致渗出增多、红肿，这是正常的反应。术后立即间接冰敷是最重要的手段。一般连续冰敷两次，红肿就会明显改善。至于面部僵硬，则多半是线材布局不合理、数量过密、长度过长、线材拉力大等不当手段引起的，一般 1 ~ 2 个月会自然恢复。术前设计、术中操作是治疗效果的关键。

40 市场上的 3D、4D、5D、玫瑰线等各种埋线提拉有什么区别

D 这个字母是形容我们使用的正规的可吸收线，这个线在生产技术上出现了一个 3D 技术，是指线材制作工艺上的技术。其他的 4D、5D、6D、玫瑰线、爆炸线、提拉王、鸟叔线之类的包装词则都是商业用包装词，没有什么意义。

41 埋线提升是线埋得越多效果越好吗

不是这样的。如果线埋得越多，也就是说植入组织的异物就越多，这不仅破坏了面部正常的结构，影响了表情，还带来了并发症的风险。埋线的线材选择、布线的设计、埋植层次都很重要。埋多少，合理就好了，埋植多了肯定

会增加并发症的发生概率。

㊷ 一张脸到底需要埋多少根线

首先，线材有好多种，每种线材的作用不尽相同，因此不能用多少根来计算，仅同种功能的线可以比较。如果是想达到提拉的效果，那么一条倒钩线的作用可能比几十条平滑线的作用都大。合理的布线设计是提拉效果的前提。一般来讲，中等松弛的一张脸，想达到比较理想的抗衰老效果，要用到 10 条左右的锯齿线（23G 左右）和 100 条左右的平滑线（29G 左右）。松垂度不高的求美者视情况也可选用若干条螺旋线、螺旋钩线来改善。此外，很多情况下线雕的同时还要结合充填剂、肉毒毒素、光电等抗衰老手段才能有满意的效果。

㊸ 线性提拉要多久？要打几针

实际手术时间在 30 分钟至 1 个小时以内，加上术前敷麻药及术后冰敷，整个治疗在 2 个小时左右可以完成。实际用量要视求美者的具体情况而定。

㊹ 埋线提拉要麻醉吗？会痛吗

要的。疼痛会给求美者带来紧张，增加术中出血机会，因此不管是埋植哪种线材，都要做表面麻醉；埋植比较粗的倒钩线，还要在进针处局部注射局麻药以减轻不适感，这时下针受术者就不太会有感觉了。对于痛感特别敏感的或自己有要求的受术者，可以使用强化麻醉来提高舒适感。麻醉后做起来就没有痛感了。目前，无痛麻醉仪已经应用到临床，这将开启远离麻醉伤害、局部美容无痛注射的新时代。

㊺ 脸上有瘢痕和痘痘的可以做线雕吗

新鲜的瘢痕属于不稳定型，除特殊情况外不建议做线雕；陈旧性瘢痕尤其是线性瘢痕，可以通过线材进行填充和辅助治疗。新鲜的痘痘区域有炎症，不适于线雕；陈旧性的痘痘区域可以通过线材填充痘坑、解决肤质问题等。

㊻ 线雕中线植入过多会面瘫吗

面瘫的产生是由于面神经受到损伤或离断导致的，面瘫与埋植线材的多少没有直接关系。绝大多数线材导致的面瘫都是神经附近水肿压迫和部分损伤引起的，一般于术后 3 个月自行恢复。

㊼ 线雕做过一次不再做了，皮肤会不会比现在更下垂

不会。相反，即使皮肤又出现松弛，也是重新衰老和胶原蛋白挛缩发生机化引起的，在相当长的一段时间里，胶原蛋白依然存在。临床中经常遇见这种情况，线雕术后

几年再行进针时阻力依然很大。所以说即使不再做线雕了，皮肤也不会比原来更下垂。

48 线材提拉与注射除皱有什么不同

这两者都采用植入方式，但注射类是通过充填的方式将面部皱纹抚平；线雕是通过线材提拉来改善皱纹、松弛现象，更能作用于身体其他部位，维持皮肤整体年轻。

49 线雕的效果是什么

线雕的效果相当于传统拉皮手术加玻尿酸注射加光子嫩肤加光纤溶脂之和。

也就是说，深层倒钩线可以将松垂的皮肤、皮下脂肪提拉到原来的位置，就像传统的拉皮手术一样有提升效果。同时，由于脂肪垫的复位解决了容量不足的问题，也就是起到了玻尿酸的充填作用。埋植于皮下尤其是真皮下的线材，由于身体对其的反应是胶原蛋白的增加及嗜酸性粒细胞的聚集，最终可以起到令皮肤美白、淡斑、缩毛孔的效果，也就是光子嫩肤的效果。如果将线材植入脂肪层内，可以令其萎缩，也就是具有溶脂的效果。

50 线雕手术伤口大吗

平滑线和倒钩线都是很细的线，伤口都是针孔大小，有点类似到医院吊水或是抽血的针孔大小，这些小针孔会在术后 1 ~ 2 小时自然愈合结痂。医师会在伤口上涂抗生素或用痘痘贴预防感染，等隔两天结痂脱落了，这时候正常洗脸化妆都没问题。

51 线雕术后回家怎么保养

（1）遵从医师指示服用抗生素或消炎药。

（2）术后至少 3 天内创口需保持清洁干燥。术后 1 周之内不要用力清洗、揉搓或按压面部。创口结痂后，不宜接触热水、蒸汽等，防止痂软化、脱落，影响着色。

（3）因个体差异，1 周之内面部可能出现瘙痒感、刺痛感，这都是正常现象，切勿经常触摸面部和针眼处，以免诱发炎症。

（4）术后 1 周内睡觉尽可能平躺，减少侧睡，以防对施术部位施予压力而造成刺激。

（5）术后 1 个月内避免做夸张的表情，以免大幅度牵动面部肌肉。

（6）注意均衡饮食，充分休息，避免熬夜。

（7）术后 1 周之内避免酗酒、抽烟，不吃辛辣、海鲜等刺激、容易过敏的食物。避免泡澡、蒸桑拿、暴晒等可造成刺激的行为。

（8）术后 1 周和术后 1 个月时，受术者应前来复诊，医师应检查是否有异常过敏现象或出现炎症。同时，医师会跟你讨论整体的感觉，或是否有需要修改之处。

52 线雕恢复时间要多长？术后多长时间可以上班

一般情况下，术后 1 周面部即消肿。术后 1 ~ 2 周内可能因人体自我修复出现过敏反应，一般 1 ~ 2 周后可自行痊愈。术后 1 个月如出现反复红肿的情况，需马上到医院接受检查，避免从过敏发展为炎症。施术完成后，可在创口处贴上疤痕贴，减少创口感染的可能。因受刺激，面部可能出现轻微水肿现象。此时应将冰块放置于冰袋内，外裹消毒毛巾对面部进行冷敷，使其尽快消肿。冷敷 20 ~ 30 分钟，切勿将冰袋或冰块直接敷于面部，防止冰水渗入伤口造成感染。线雕创伤小、恢复时间短，完全可以隔天上班，而传统拉皮手术一般需要间隔 2 ~ 3 周才能正常工作。

53 做完线雕可以泡温泉或按摩吗

可以，但最好在 1 周后或相隔时间更长些。通常线雕术后除了效果问题之外，最担心的是针眼防感染问题。如果护理不好，一旦感染，会前功尽弃，还要取出线材，给求美者带来很多不必要的麻烦。伤口愈合时间通常是 1 周，所以应在 1 周后待针眼完全愈合后再泡澡。当然，面部按摩时间至少要等到术后 1 个月才行。

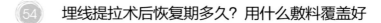

54 埋线提拉术后恢复期多久？用什么敷料覆盖好

一般单独深层提拉要微微肿胀 2 天，通常不会有淤青。真皮下的平滑线因为埋植数量较多，一定会有不同程度的淤青。一旦出现淤青，就要有 1 周左右的恢复期，这段时间出门办事会有些不方便，因此选择手术的时间要考虑周全。再有，通常女性最容易淤青的时间是生理期开始的那几天，最不容易淤青的时间是月经干净后的 1 周左右。线雕后针眼处最好的敷料是痘痘贴，它防水、隐形、舒适。

55 做完埋线提拉后按摩会让线崩开吗

1 个月以内不建议做按摩，尤其是术后 2 周内按摩的时候会痛，3 个月后线和皮肤融合好了之后用力按摩没问题，线也不会崩开。

56 网上"埋线提拉是人体对外来入侵物质无法排出而包膜长肉的反应"的说法对不对

这个表达不对，应该叫作机体产生的异物包裹能力，网上把这个说法扩大化了。这个线可以被人体吸收代谢，人体吸收了线之后，这个所产生的包膜也会一并被吸收，异物包裹的情况也就消失了。其实质是纤维组织产生、包裹、挛缩、机化的过程。在一定范围内，埋植的多少会影响胶原组织的产生量，即与效果的好坏有关。

57 为什么会发生埋线后线头从皮肤里冒出来的情况？发生了怎么办

这种情况更多的是发生在埋植平滑线时。由于有些求美者尤其是年龄偏大者皮肤弹性不好，穿刺会导致针孔闭合不全，再加上平滑线埋植量大、面部活动过多等因素，都有可能导致线头从皮肤里钻出来。锯齿线由于线材本身含有多个锯齿，很少会发生冒出来的情况。个别的单侧倒钩线由于埋植位置等原因可能会滑脱，但不会冒出来。出现问题应及时联系医师，处理很简单，一般是做好消毒之后把线头剪掉或拔出。

58 影响线雕效果的因素有哪些

（1）所埋线材的材质。

（2）所埋线材的数量。

（3）所埋线材的层次。

（4）所埋线材的种类。

（5）求美者的软组织松垂度。

（6）求美者的生活习惯及术后保养等。

59 皮肤紧致和皮肤提升有什么不同？哪些技术有这两种功效

紧致，第一层含义是皮下的充盈和饱满感；第二层含义是形容很紧，皮肤质地细腻，其反义词是松弛。

提升，是指达到轮廓感的连续、松垂的组织部分地复位，其针对的问题是下垂。

区分好这两个概念，就容易明白什么问题需要怎么改变了。是紧致或提升，还是两者都需要？紧致的技术有很多，比如射频、激光、超声刀、平滑线、玻尿酸等。提升则只有线材能做得到。

60 线材针的好坏对操作有影响吗？钝针和锐针哪个疼

线材针的好坏对操作是有影响的。首先，针头的好坏影响医师操作的手感；其次，针头的好坏影响受术者的疼痛感；再次，针头瑕疵会增加出血、淤青发生的概率；最后，针的弹性、韧性会影响医师操作的手感。钝针比锐针的痛感要强一些。

61 线材品质好坏与哪些因素有关？求美者该如何正确选择

（1）线材环氧乙烷（EO）残留量：过量残留可引起过敏反应。

（2）含水量太低，线材保存期短，容易断线；含水量太高，EO残留量可能过高，线材太黏。

（3）线体粘在针管内壁，随针头被拉出或者抽针时抽离操作层的概率较高。

求美者不可能从包装表面看清楚线材的好坏，所以埋线要尽量去大医院、信誉好的医院，不要贪图便宜，弄不好遗憾终身。

62 是不是年纪越大，皮肤越松弛，做埋线提拉的效果才越好

不是的。面部首先发生松垂的是浅层脂肪系统，包括表浅肌肉腱膜系统（SMAS）筋膜；其次，皮肤层变薄，弹性减弱下垂；再次，深层脂肪垫系统松垂移位，颅骨萎缩；最后，各层附着点移位，加重面部下垂，不同步下垂造成错位牵拉，形成"三八线"、"羊腮"、双下巴等。松垂的皮肤、皮下脂肪、韧带是埋线提拉的复位重点。分层埋线提拉能够解决重力引起的下垂和恢复部分容量部位的流失。

松弛的时候可以从简单的紧致线做起，维持良好的状态不继续松下去。如果真的到了松弛合并下垂的时候，就可以用紧致线加上提拉线一起使用，达到年轻化效果。只是不要误以为越松弛效果越好。越松弛只代表强韧的骨骼和韧带都撑不住了，提拉效果自然维持不了太久。

20岁的年轻人也可能皮肤松弛，同样需要在全面部埋紧致线。祖国医学认为脾主肌肉，也就是说脾胃功能不好的人肌肉力量不足，皮肤很容易松弛。现在的年轻朋友还有很多不好的生活习惯，熬夜、喝酒、抽烟者大有人在。

这些因素都可能导致或加重皮肤松弛。此外，临床观察皮肤松弛的人在线雕后维持时间也很短。因此，抗衰老绝非打打针埋埋线那样简单，外治内调联合起来才能提高求美者的满意度。

63 线雕是万能的吗

不是的。鱼尾纹、抬头纹、川字纹需用肉毒毒素，很深的法令纹需用玻尿酸，颈纹可用小分子玻尿酸等。线雕可以辅助肉毒毒素、玻尿酸，以减少皱纹的发生。

64 什么是铃铛线

铃铛线也被称为 360° 铃铛线，为美国食品和药物管理局（FDA）及欧盟 CE 认证的塑形线，即通过注射的方式，植入创新设计的 360° 聚乳酸圆锥体状的塑形线，对面部有明显提升效果并可很好地改善法令纹。其拥有 V-Line 的效果，更能在短时间内刺激皮肤胶原蛋白的再生，增加皮肤的弹性并改善肌肤。铃铛线早已风靡中国台湾、中国香港和日本、韩国等地，其提拉抗衰的效果也得到众多求美者的一致认可。铃铛线的技术原理是通过利用线材上面立体的漏斗形圆锥和线材的锥体之间的强韧结点置入皮肤，之后会和组织进行全方位的结合，将松弛下垂的部位提升。

铃铛线的适应证包括：提升轮廓，适用于下垂苹果肌、松垮的嘴边肉、下垂嘴角、下垂眼角、双下巴等；抗衰除皱，适用于面部抬头纹、川字纹、鱼尾纹、法令纹、泪沟、阳婆婆纹、木偶纹等和颈纹；提拉雕塑，适用于全面部、胸部、臀部等；逆转肌龄，可使肤质紧致细腻、毛孔缩小、细纹皱纹消失、凹陷处变饱满、肌肤亮白润泽等。

65 铃铛线的优势有哪些

（1）非手术性。

（2）简单快速。

（3）即刻见效。

（4）缩短复原期。

（5）安全有保证。

（6）效果持久。

66 铃铛线术后护理应注意什么

（1）治疗后 2 ~ 3 周避免剧烈体育活动。

（2）避免面部按摩和蒸桑拿。

（3）建议求美者前三晚采取仰卧睡姿，垫高枕头。

（4）在第一周避免面部过多运动，比如打哈欠。

67 应用铃铛线注意事项有哪些

（1）进入点出现凹陷和皮肤出现褶皱或痕迹都是正常术后反应，会在几天内消失。

（2）有可能会出现软组织损伤与淤青。

（3）铃铛线在中国还没有得到 CFDA 认证，因此医疗机构是不允许使用的。

68 什么是 Aptos 线雕

Aptos 线雕是指在皮肤内植入特殊的 Aptos 线，同时刺激皮肤和筋膜层，使已经僵硬或下垂的肌肉组织重新排列，从而再造美丽面孔的最新微创手术方法。手术部位称为 SMAS 层，位于皮下脂肪与肌肉之间，是连接皮肤与肌肉的皮肤特殊层。该层由于老化与皮肤一起下垂，通过对这些部位的刺激，可提升改善皱纹。将细如发丝的德国 Aptos 线植入真皮下层和皮下组织之间，能促进纤维细胞增生、胶原及弹性蛋白合成，并促进肌肤修复，强化松弛老化的肌肤弹性，恢复年轻肌肤拥有的紧致线条，进而改善皱纹、下垂等老化现象，达到提拉、紧致、美肤、嫩肤效果。

自 1996 年起，Aptos 技术已在全世界 60 多个国家广泛使用，技术的有效性与可靠性已被证明。但目前，Aptos 线在中国大陆使用也是不合法的。

69 Aptos 线雕能解决面部哪些问题

（1）改善轮廓：使全面部提升，改善苹果肌下垂、脸颊下垂、眼角下垂、鼻唇沟、松垮的嘴边肉，能提拉嘴角上扬、立体下颏线条。

（2）治疗皱纹：包括抬头纹、皱眉纹、鱼尾纹、法令纹、泪沟、阳婆婆纹、木偶纹、颈纹、手背纹等。

（3）改善肤质：可使肤质紧致、毛孔缩小、肌肤亮白润泽。

70 Aptos 线雕术有哪些特点

德国生产的 Aptos 线不会发生免疫排斥，含 L- 乳酸，能有效保证抗衰老效果，刺激组织的天然更新和延缓衰老过程。Aptos 线材相对于韩国的 PDO 线材而言更加细小，提升效果更为稳固。同样的部位抗衰，Aptos 线雕的提升效果更好。被植入皮肤真皮下层的线，根据线的间隔和方向提升面部的线条，通过线本身对皮肤的刺激，皮肤内的纤维亚细胞被激活，产生胶原蛋白。

71 Aptos 线与其他产品相比有何优点

24 个月完全降解，有 30 多种型号；不但埋线当天可以看见明显的提升效果，而且效果能维持很久；倒刺形状比较先进，不可翻转，别的线达不到这种效果；埋线方法也比较安全、先进，面部和身体其他部位都可以提升。

72 Aptos 线雕术产生效果的机制是什么

（1）表皮层：提亮皮肤。促进局部组织微循环，细胞再生与组织修复能力变强，肌肤水分充盈，肤色整体水润提亮，色素沉淀改善。

（2）真皮层：胶原再生。Aptos 线深入真皮层，分支作为细胞生长支架，刺激胶原蛋白再生与弹性纤维重组，使结缔组织支架再生，从而加强支撑，同时肌肤恢复弹性莹润紧致、细纹淡化消失。

（3）皮下组织：支撑充盈。利用 Aptos 线构筑一张三维立体网，整体支撑充盈垮塌的皮下组织，同时促进皮下血液循环，肌肤红润光泽。

（4）SMAS 筋膜：深层提拉。紧紧抓住肌肤松弛的根源——SMAS 筋膜层，由深层拉紧，使肌肤全面提拉折叠、复位至原先的年轻态位置，同时效果自然、表皮肌肤不紧绷。

（5）韧带结构：紧致而有弹性。通过置入 Aptos 线作为人造韧带，解决原有韧带松弛问题，并随着时间增长而逐渐增强弹性，以更久地保持青春。

（6）肌肉层：复位固定。Aptos 线主干对 SMAS 层进行提拉，分支则顺势将肌肉层一同固定，进行提拉复位，从整体上恢复年轻。

73 什么是 PLLA "童颜线"

以 3D 聚左旋乳酸（PLLA）作线材者称为"童颜线"。它能发挥对面部的填充效果，对于保持整体的均衡美感、活化肌肤、刺激胶原蛋白再生、除纹、丰颊、全面部提拉、轮廓重塑都有一定的作用。它能自然而然地让肌肤找回活力，使人青春再现。它还具有快速提拉、无痛的优点。同时，PLLA 在面部的埋线效果可持续长达 25 个月。与 PDO 相比，PLLA 在 25 个月时仍然保有高度淡化中至轻度纹路的效果。美国 FDA 研究证实，PLLA 在治疗后 3 周起，除皱提拉效果明显，在 13 个月时效果达到巅峰，并持续到 25 个月仍具有极佳的除皱提拉效果。PLLA 进入皮肤底层后，能刺激胶原蛋白增生，改善皱纹、泪沟，并提拉面部轮廓等。从 1999 年起，PLLA 已在 30 多个国家超过 15 万人身上使用，2009 年美国 FDA 正式核准 PLLA 用于改善面部皱纹。

74 PLLA 线雕技术的特点是什么

（1）PLLA 线的主要成分是聚左旋乳酸和骨胶原，在体内可完全降解，3 ~ 6 个月期间能持续刺激皮肤。

（2）根据面部所要达到的效果进行布线，植入真皮下的 PLLA 线通过线本身刺激皮肤内的纤维亚细胞被激活，产生胶原蛋白。线体被吸收过程中，自体组织会产生代偿性的包膜结构，在皮肤下面形成新的框架，加强皮肤的韧性支撑和强度，使皮肤的紧致度增强，减缓了皮肤的衰老速度，维持时间可以长达 5 年以上。

（3）产品可以完全被身体吸收并代谢，并且不会有异物残留，较为安全。

75 PLLA 线雕的原理是什么

（1）通过 PLLA 线刺激皮肤的胶原组织和纤维组织再生，可以起到增加皮肤弹性及塑形的效果。

（2）通过 PLLA 线在皮下形成牢固持久的包膜韧带组织（假性韧带），对松弛下垂的皮肤有良好的收紧和提升作用。

76 PLLA 线雕的五大效果是什么

（1）提升效果：紧致提升效果自然，恢复快，维持时间长久。

（2）再生效果：可使红晕或毛孔粗糙的皮肤再生为富有弹性的皮肤。

（3）美白效果：激活生长因子，美白效果显著。

（4）祛斑效果：可以显著淡化色斑。

（5）除皱效果：长效持久，效果维持时间可达 5 年以上。

77 PLLA 线雕的适应证有哪些

（1）面部紧致提升。

（2）线雕隆鼻。

（3）眼轮匝肌再造。

（4）唇型再造。

（5）耳轮修改。

（6）面部轮廓塑造。

（7）去颈纹。

（8）改善泪沟。

（9）去额部和眉间皱纹。

（10）隆眉弓。

（11）去法令纹。

78　应用 PLLA 线有哪些注意事项

（1）埋线提升后会出现肿胀，这是正常现象，一般 3 天之后开始消退，2 周内完全消失。

（2）肿胀消失并不代表完全恢复，此时皮肤下深层组织的恢复仍在进行，需要通过热敷加快皮肤深层的恢复。

（3）面部提升术之前要禁烟禁酒，术前不能服用阿司匹林等药物。

（4）术后忌辛辣食物，避免过度揉搓。

79　PLLA 有什么优缺点

PLLA 的吸收速度较慢，因此见效也比较慢，术后即刻几乎看不到任何效果，要 3 个月以后才能逐渐起效，半年后效果明显，其缺点显而易见，其优势是效果维持时间可达 5 ~ 7 年之久。如果结合倒钩线增加提拉效果会更好，同时也可看到明显的即刻效果。不过，目前该成分的线材还没有取得我国 CFDA 认证。

80 Quill 的品牌及历史怎样

Quill 由美国外科专业医疗器材公司（Surgical Specialties Corporation）生产。Quill 品牌是全球单相倒刺及双向倒刺的专利拥有者。Surgical Specialties Corporation 于 2004 年取得单向倒刺缝合技术专利；发明的 Contour Threadlift 倒刺线于 2005 年获美国 FDA 批准，用于面部拉皮手术；2007 年首创的 Quill 双向倒刺免打结缝线上市，被称为缝合技术的革命；2010 年 Quill 双向倒刺缝线获医疗技术杰出设计奖；2013 年推出高端打结缝合线品牌 Sharpoint Plus，即 Quill 倒刺缝线技术的新型应用。Quill 倒刺缝合技术为全球首创。在国内 Quill 倒刺线第一个获得国家食品药品监督管理局（SFDA）批准（2011），也是目前唯一一款有进行 PDO 双向倒刺线注册的产品。

81 Quill 锯齿线是什么样的线

Quill 锯齿线是 U 字形的两根线，四面带刺，锯齿线边缘有一定斜度，末端比较锋利，呈锯齿状，可导入皮下筋膜层组织，而且每一个小齿都能紧贴体内软组织的某一特定部位，牢固地支撑皮肤组织，从而使松弛的面部肌肤得以提升，并利用锯齿线两端方向相反的锯齿使下端松弛的组织提升，以矫正松弛的面部形态。这些植入锯齿线会形成瘢痕结构的缠绕组织，使锯齿的边缘部分覆盖纤维壳，形成一层纤维包膜，从而达到收紧皮肤、提升下垂皮肤的效果。其吸收期为 180 ～ 240 天。

Quill 锯齿线适用于松弛下垂的部位，通常以眉线、法令纹及颈部提拉为主，可达到提拉松弛眼皮、调整不对称眉毛、矫正松弛脸颊、提拉面部中下部分组织、缓和老化痕迹等目的。

82 Quill 在面部提升手术中的特点是什么

（1）可吸收性：使用新一代可吸收 PDO 缝线，无须拆线，植入半年后会逐渐被人体吸收，没有材质滞留的缺点，安全性更高。

隐形支架，螺旋走向：倒钩设计呈螺旋状走向，可360°提拉皮肤组织每个方向，真正达到全方位立体提拉，重现青春的美丽线条。

（2）手术过程免打结：这样增加了手术效果的稳定性及可控性，使手术过程相当简单。打结是面部提升手术的难点。外科缝合最薄弱的环节是打结，打结过松容易产生滑结、松结、假结，易致面部提升效果不佳或者由于松结而引起面部凹坑或线体突出等不良反应；打结过紧，组织叠加，伤口张力下降。另外，结点数量可直接导致周围炎性反应强烈。PDO 材质比以往细致柔软，外表看不出来，触感上也完全摸不出来，但韧度更强，具有 3 ～ 5 倍大的张力与拉力，不易断裂或位移。

（3）提拉力度大：Quill 倒刺在缝线上呈 DNA 螺旋式分布，倒刺间距 0.88 ~ 0.98mm，倒刺部分占线直径的 30％，倒刺切入方向呈 15°，保证了线材最大的组织锚定力。Quill 提升力度大，新式线体施予的支撑点在面部上方，支撑力更强，不会有过去支撑点下滑的现象，且线体倒钩角度开口比以往大，能牢牢钩提皮肤组织，提拉效果更显著长久，适用于组织下垂严重及脂肪肥厚者提升。

（4）组织固定及支撑力强：Quill 手术一般在颞部或耳后形成一个反 U 形回路，一般固定在筋膜层或者真皮层，悬挂距离在 1cm 以上，置入皮肤后仿佛形成一个隐形支架，让胶原蛋白顺此增生，可增强周围皮肤弹性，当线体被吸收后，仍能维持一定的提拉力量。这样对于组织悬吊有足够的力学支撑，不容易在术后很短的时间内发生组织下坠的情况。

（5）术后可调节，减少了左右脸不对称的发生：Quill 面部提升手术需要在固定提拉调整后再剪线。剪线前要对左右脸的平衡情况进行评估调整。国外的经验甚至可以保留线头 1 周的时间，等消肿了以后再做对称性调整。

83　Quill 提拉可以与其他抗衰老项目一起做吗

整形及面部年轻化联合治疗是一个优选方案，既有不同线材之间的联合应用，也可以结合肉毒毒素及玻尿酸或者光电设备进行治疗，以达到更好的效果。

84　Quill 提拉常见的不良反应及对策有哪些

（1）出血水肿：术中刺破血管，导致出血，可采取术中按压及术后冰敷。

（2）面部凹坑：绝大多数 Quill 破皮提拉手术都会出现，提拉力度越大，凹坑越明显。这一点需要在术前向求美者说明。当然，面部设计进针线路及提拉力度也会对其有影响。手术设计破皮点应尽量避开面部原有凹陷区域，而且不要埋植过浅，以减少对真皮层的牵拉。应对策略是与求美者沟通，做好疏导工作，或者建议多埋一组线，分散每组线的提拉力，减少线本身的提拉负重，术后可手法揉捏松解以减少凹坑程度。正常凹坑术后 1 周可以明显减轻。即使不做处理，凹坑也会在 1 个月左右自行缓解。当然，凹坑一般在术后立刻出现，较少在术后 1 周到 1 个月再出现。Quill 线有凹坑并不意味着手术的失败。

（3）颧骨过高：提拉时赘肉或脂肪组织叠在颧骨上面会造成颧骨过高，可以在手术设计时设计好线的走向，进针时避开颧骨高位。

85　Quill 提拉效果维持时间有多长

面部提拉维持时间会依据个体的差异及手术方法的不同而出现明显的差异。Quill 常用的提拉线，线体 6 ~ 8

周以后依然有 75%～80% 的存留，全部吸收在 180 天左右。当然线体作为外来物质进入体内，会刺激胶原蛋白生成及导致肌肉纤维组织包裹，往往能看到更持久的面部年轻化效果，正常情况下这种效果能维持 1～1.5 年。对于面部做剥离缝合手术的求美者，因面部组织产生了错位愈合，这种提拉效果是非常长久的。在美国的案例是 4 年后提拉效果依然非常明显。

86　Quill 术后需注意什么

破皮处应做好消毒及创面保护工作，可在术后涂金霉素眼膏，面部破皮点贴痘痘贴进行防护。发际线内如有切口的，可以在缝合处贴专用防水胶布进行保护。其他注意事项基本与其他微创项目相同。

87　什么是 V-Loc 提拉线

V-Loc 提拉线是一种完全可吸收的人工合成的单向浅倒钩提拉线。V-Loc 提拉线是第一个获得我国 CFDA 认证的进口可提拉线，是乙二醇酸、亚丙基碳酸酯共聚物。V-Loc 系列可吸收缝合线按被吸收天数分为 90 天和 180 天两大类；长度按具体规格，从 15cm 至 60cm 不等；颜色分为未染色、紫色、透明及绿色；粗细分为 0～4.0 四种规格。一般常用在 V-Loc 面部提升术的是 3.0、45cm 的透明缝线，钝针操作。

88 V-Loc 提拉线的优势有哪些

（1）从线材材料本身分析：①四角倒钩的设计，可打结，有更强的牵引力。V-Loc 拉力是普通线材的 9 倍（图 2-2、图 2-3、图 2-4、图 2-5），牵引力是普通线材的 3.2 倍。②每厘米 20 个倒钩，360° 均匀分布，国际独创。线材与皮肤结合更紧密，实现真正的提拉。③特殊材质（乙二醇酸、亚丙基碳酸酯共聚）实现超强拉力，面部提拉更稳固，效果更长久。④ 180 天溶解后体内无残留。

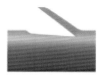

V-Loc 采用双重角度切割法，制造了卓越的固定倒钩，同时最佳地保持了线的完整性

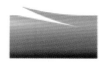

普通PDO线的倒刺为单角度切割，结构不稳定，容易在提拉时出现倒刺被撕裂现象，影响使用效果

图2-2　V-Loc 线体放大图

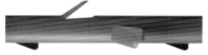

图2-3　V-Loc 线平均每厘米有20个倒钩，360° 均匀分布于线体上，而普通PDO线则只有5.5个倒刺

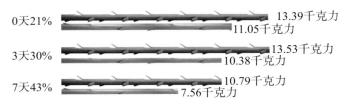

0天21%		13.39千克力
		11.05千克力
3天30%		13.53千克力
		10.38千克力
7天43%		10.79千克力
		7.56千克力

图2-4　V-Loc线3-0与普通锯齿线4-0的拉力测试比较

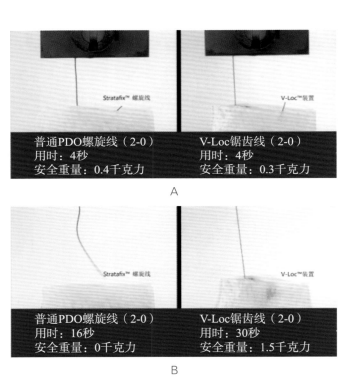

A

B

图2-5　在猪皮组织上倒钩抓力强度比较

（2）从顾客接受度分析：①效果明确。效果立竿见影，长期效果理想（维持2年以上，如果想长时间达到最好的效果，2年内可以反复多次接受治疗）。②无切口，接近无创。进针主要集中在发际线上，只有针孔大小，术后用痘痘贴更好。③线体软，基本没有异物感。④伤口少，针数少，恢复快；几乎没有淤青的问题，无误工期。⑤立即见效，不需 3～4 个月的等待期。

（3）从医师手术操作分析：①钝针操作，安全性好。②可分段提拉，表情自然，效果维持更久。

89 V-Loc 提拉能解决哪些面部问题

（1）改善轮廓：面部的整体松弛下垂、苹果肌下垂、轮廓松垮、下颌线条松弛等。

（2）治疗皱纹：抬头纹、川字纹、鱼尾纹、法令纹、泪沟、木偶纹、颈纹等。

（3）改善肤质：毛孔粗大、肤色暗沉、肌肤松弛等。

（4）隆鼻。

90 V-Loc 提拉的效果如何

立即效果特别明显是 V-Loc 提拉的一大特点，术后你会发现鼻唇沟变浅了，面颊赘肉不见了，连双下巴也消失了，整体呈现 V 形脸，至少年轻 5～10 岁。

91 V-Loc 提拉的效果能维持多久？需要多久做一次

与其他安全的线材一样，V-Loc 提拉的材料在体内也是完全可被吸收降解的。如果想要保持年轻的状态，该项目需要重复做。最好的效果是 1 年，1 年之后 V-Loc 材料虽然被完全降解，但由于 SMAS 筋膜里外层错层愈合生长的作用，让提拉还可以维持一段较长的时间，效果一般会维持在 2 年以上。当然，效果维持时间与个体体质及日常作息、生活习惯有很大关系。

由于人是每天都在老化的，重力也是每时每刻都在作用，再加上个人体质的不同，老化的进程也各不相同，所以做完 V-Loc 提拉，建议每半年到医院检查一次，医师将根据你个人的情况建议做补充调整，这样你的年轻状态将保持得更好，而不是等到完全松弛下垂了再来一次。

92 V-Loc 提拉用的是什么材料？安全吗

首先，V-Loc 提拉所用材料是获得我国 CFDA 认证的进口可提拉线，完全可以被吸收，这点也可在网上了解。另外，该项目在韩国已经应用 8 年以上了，临床实施上万例，顾客满意度及回头率很高。

93 V-Loc 提拉术后注意事项有哪些

（1）避开烟酒、桑拿等外部刺激，不要用力清洗或按压面部。

（2）面部可能出现瘙痒感，切勿经常触摸面部，以免诱发炎症。

（3）1 个月内避免做夸张的表情，尽可能少地大幅度牵动面部肌肉。

（4）注意均衡饮食、充分休息，不要侧睡，以免对面部造成压迫。

94　是否每个人都适合做 V-Loc 提拉

瘢痕体质或高过敏体质的求美者在接受 V-Loc 提拉前，应充分与主诊医师沟通，确认是否适合接受手术。另外，妇女在怀孕期间不宜做该项目。其他大部分人都可以做 V-Loc 提拉。

对于面部脂肪过多者，建议先做溶脂后再进行 V-Loc 提拉，这样效果会比较好。

95　超声刀、热玛吉效果不好可以做线雕吗

当然可以。超声刀和热玛吉都有令皮肤紧致的效果，而线雕不但有紧致的作用，还具有提升效果。所以，想通过超声刀、热玛吉来达到提升的求美者，也可以选择做线雕。

96　美迪塑有哪些品种

（1）平滑线（Regular）：见图 2-6。

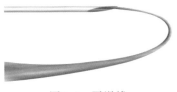

图2-6　平滑线

1）作用原理：利用线材产生的异物反应并刺激胶原蛋白新生的原理来达到紧实，植入脂肪层可以消脂。

2）植入位置：植入在比较浅层的位置，主要作用在真皮层与皮下组织。

3）术后效果：术后即有微提拉的效果，1个月后效果更佳，以紧致、消脂及改善肤质的效果为主，可以维持1～2年。线材分解过程中引起周围组织的炎症反应，最终起到美白作用。

（2）螺旋线（Tomado）：见图2-7。

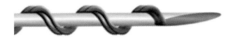

图2-7　螺旋线

1）作用原理：利用一根10cm线材盘绕在针头上形成弹簧样结构（盘绕状态只有2cm），植入后在组织内伸展。

2）植入位置：植入在比较浅层的位置，主要作用于真皮层与皮下组织。

3）术后效果：螺旋线主要用于刺激骨膜生长，改善骨性支撑，也可用于软组织的容量提升，可维持2年左右的效果。另外，线体吸水变直后可起到防止松垂和紧致提升的作用。

（3）双股线（Twin）：见图2-8。

图2-8 双股线

1）作用原理：由一根平滑线折叠盘绕在一起形成。植入后从周围组织吸收水分，线体积增大、线径增粗、线长变短，进而起到提升作用。

2）植入位置：植入在比较浅层的位置，主要作用于真皮层与皮下组织。

3）术后效果：为平滑线效果的 2 倍。常用于改善某些皮肤较薄、松垂明显的区域。

（4）三股线（Triple）：为平滑线效果的 3 倍，见图 2-9。

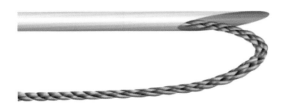

图2-9 三股线

（5）单向单侧锯齿线（0° uni-directional）:见图 2-10。

图2-10 单向单侧锯齿线

1）作用原理：利用线材单向锯齿固定和提升颞部的软组织而增强下面部提升的效果。

2）植入位置：植入在皮下浅层的位置，一端固定在颞深筋膜上。

3）术后效果：术后即有提拉的效果，下面部提升效果明显，可以维持 2 年。同时线材分解过程中引起周围组织的炎症反应，最终起到美白作用。

（6）双向单侧锯齿线（0° bi-directional）：见图 2-11。

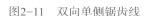

图2-11　双向单侧锯齿线

1）作用原理：彼此相向的锯齿，都朝向线中央，一端自上而下牵拉软组织，一端自下而上牵拉软组织。一端起提升作用，一端起固定作用。

2）植入位置：植入在皮下浅层的位置。

3）术后效果：术后即刻提拉效果非常好。但越靠近线中央张力越大，面部表情夸张时线体滑脱、移位是常见问题。

（7）单向双侧锯齿线（180° uni-directional）：为单向单侧锯齿线效果的 2 倍，见图 2-12。

图2-12　单向双侧锯齿线

（8）双向双侧锯齿线（180° bi-directional）：为双向单侧锯齿线效果的 2 倍，见图 2-13。

图2-13　双向双侧锯齿线

（9）3D 锯齿线（3D directional）：见图 2-14。

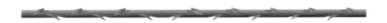

图2-14　3D锯齿线

1）作用原理：线材植入人体后，力被均匀分解，受力均匀一致，齿突形态的一致性得到较好保持。发生滑脱和软组织移位的情况大幅减少，更安全持久。

2）植入位置：植入在皮下浅层的位置。

3）术后效果：术后即有提拉的效果，下面部提升效果明显，可以维持 2 年左右。同时，线材分解过程中会引起周围组织的炎症反应，最终起到美白作用。

（10）鼻小柱线：见图 2-15。

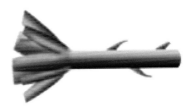

图2-15　鼻小柱线

（11）两双螺旋线：见图 2-16。

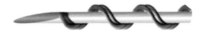

图2-16　两双螺旋线

（12）网管线：见图 2-17。

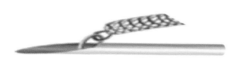

图2-17　网管线

（13）锯齿螺旋线。

97 "美人线"、"鸟叔线"、"提拉王"是什么线？靠谱吗

这些都是商业炒作的词，"美人线"就是平滑线，"鸟叔线"、"提拉王"就是双向反倒刺线，是大 V 线一类的东西，可能型号会稍有差异。

98 听说无针埋线已经有了，是真的吗

THESERA 特丝拉，是由韩国最大的类医美集团爱玛伊诺公司研发的，搭载了全球独家的 TDN 双层纳米包裹渗透技术，通过可溶性的蚕丝蛋白线，操作过程中经过三次变化，在皮肤下遇到一定的温度和酸碱度定点释放和缠绕，达到极速提拉的效果，在韩国是可以取代超声刀和埋线的新提拉术。

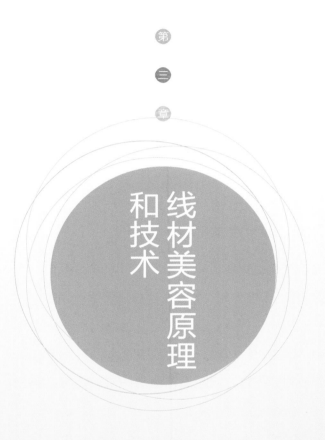

第三章

线材美容原理和技术

① 除皱、拉皮手术是怎样演化的

面部年轻化治疗的历史首先是外科除皱的历史，可以追溯到 2500 年前的埃及和印度。解决面部老化问题的手术已有数千年的历史，目前普遍认为德国的外科医师 Hollander 早在 1901 年率先开展除皱手术，实施了仅仅切除多余皮肤，不进行组织分离的第一例现代面部提升术。接着，比较靠谱的除皱手术分别是 1919 年的法国人 Passot 和 1920 年的美国人 Bettman 报道的。前者介绍了多处皮肤切除结合少量皮下分离的面部提升术；后者似乎更接近现代大切口的面部提升术，手术切口从颞部开始到耳前，再绕到枕部。1927 年，法国医师 Bourguet 发表了许多文章强调更广泛皮肤分离的作用，这基本就是现在"拉皮"手术的前身了。而且他还在手术中使用电刀止血、80% 酒精溶解 D 型肉毒毒素麻痹面神经分支，这估计也是现代除皱针的前身。

2　什么是传统的 SMAS 提紧手术

第二次世界大战之后，从开始切除连带皮下组织的多余皮肤到浅筋膜缝合悬吊，面部提升术有了长足的发展。1950 年，Mayer 和 Swanker 创造了"皱纹整形术"（rhytidoplasty），并且一直沿用到现在。他们不仅强调了广泛皮下分离对于保证长期除皱效果的重要性，更描述了折叠浅表筋膜脂肪的方法。

接着其他国家的医师们也相继发表自己的心得体会，直至 Pangman 和 Wallace 首次描述表浅筋膜层——也就是我们现在时常提到的表浅肌肉腱膜系统（SMAS）时，似乎现代除皱、拉皮术正式被介绍给全人类爱美之人。1997 年，Hoefflin 提出了扩大的颈阔肌浅面面部提升术，因为他认为颈阔肌和 SMAS 是一个连续的解剖单位。

3　什么是深层和复合面部提升术

巴西著名的整形外科专家 Pitanguy 在 1966 年谨慎地提到了除皱、拉皮手术的安全性问题，其中涉及面部神经的保护、颧脂肪垫的复位等的重要性。Hamra 于 1986 年提出了包括颧脂肪垫、颈阔肌和皮肤在内的深层面部提升术。简单地说，就是除了皮肤、皮下之外的多层次的提升。当然这种术式损伤非常大，恢复期也特别长，并发症也很多，现在已很少有人做这项手术了。

4　什么是骨膜下除皱术

20 世纪 80 年代早期，Webster 提出面部提升术没有必要进行广泛的分离，而更加人文和人性化的面部提升术应该是每个医师追求的。Tessier 则凭借其深厚的颅面外科技术和经验开展了骨膜下除皱手术，并且由法国巴黎人 Krastinova–Lolovhe 和巴西人 Psillakis 使这一技术得到了推广。

5　什么是内镜除皱术

Ramirez 等将内镜技术引入骨膜下面部提升术，主要是利用现代高科技的内镜监视系统和内镜专用除皱器械，通过头皮内小切口将下垂组织向上牵拉，并利用钛钉等新材料将面部下垂组织重新固定。

6　什么是小切口面部提升术

小切口面部提升术是通过特殊的手术工具拉紧松弛的 SMAS 筋膜，从而做面部提升、除皱。此种手术的切口较小且隐藏在发际内。小切口保证了人们不需要经历长久的恢复期，一般只需要 1 周就可以完全恢复。

7 关于面部年轻化从手术到非手术的 100 多年简史是怎样的

（1）随着美容外科解剖学的发展，Webster 的人文和人性化的面部除皱提升术概念不仅仅停留在手术方面，更应该作为面部年轻化治疗的前提。

（2）面部除皱提升术不应该过分追求面部大范围、深层次的操作，因为这样不仅明显延长受术者的恢复时间，还可能出现各种并发症。

（3）皮肤科医师的参与实际上给了我们一个很好的提示：各种非手术治疗是可以改善面部老化的。

（4）Asken 医师面部脂肪移植也许就是"面部老化的容量理论"（The Volumetric Theory of Facial Aging）的早期雏形。

（5）美国医师特鲁多的座右铭——"有时去治愈，常常去帮助，总是去安慰"，应该不仅适用于其他有关生老病死的医学学科，还适用于美容外科。

8 埋线提拉是埋到皮肤的哪个层次？埋浅或者埋深了有什么区别

以提拉为目的的埋线层次在皮下层，也就是 SMAS 层的浅面。这个层次用锯齿线提拉，皮肤移动度较大，提升效果明显。平滑线埋植在真皮下有收紧皮肤、美白、淡斑、缩毛孔作用。在深浅层中间埋植平滑线（也可以是螺旋线、螺旋钩线），可以增加以上作用和最佳效果维持时间。此外，线材埋植在肌肉层可引起肌肉运动受限、埋植在脂肪层可引起脂肪萎缩等。临床上可根据求美者的需求合理设计，灵活运用。比如：线材在苹果肌就要埋得比较深，埋到脂肪层；有的人脂肪特别薄，就相对要埋到脂肪深层，根据这个人脂肪层的厚度来决定。

除此之外的其他部位，比如眼周、唇周，都是埋到浅层的，也就是真皮下层，非常贴近于皮肤。

⑨ 什么因素会导致蛋白线加速代谢？我们能控制线材吸收的快与慢吗

唯一能决定蛋白线代谢快慢的就是肌肤里面体液含量的多少，体液含量多的人会加速蛋白线代谢，这个因人而异。我们不能人为地控制线材吸收的快与慢。

⑩ 埋线的进针方向会影响效果吗

当我们站立时，由于受到重力作用，面部组织向下垂，而且向内侧下垂；当我们平躺时，下垂的组织又会往上复位和往外侧复位，因此我们埋线提升的方向就是改善下垂的方向，也就是垂直方向埋线和斜向外上方埋线。这是埋线的总体方向。当然，埋线有各种布线方法，医师会根据求美者的具体情况设计埋线的数量和方向。

11 埋线分形状吗？不同形状对效果有影响吗

理论上线材只分为两种：一种是带齿的；一种是平滑的。没有齿的平滑线又分为螺旋、多根、有长有短、有粗有细等。为什么设计出这么多线？因为每种线作用在不同的部位，可以达到不同的效果。埋线的形状、埋线的设计直接决定了提拉效果，这个因人而异，具体要看解决哪些问题。每个人的面部松弛问题是不一样的。

12 只埋平滑线时为什么会出现埋完的这一侧脸小了、紧了也提升了

平滑线的作用早期是原位固定和压迫作用，后期才是收紧提升作用。刚埋完时线材不会刺激胶原增生，但面部像被子被线来回缝住了一样，成为一个整体，变得很紧很硬，不松软了。也就是通过面部埋线，相当于在面部植入了一个网状支架，这个支架起到两个作用：一是把整个面部固定成了一个整体，将原本要下垂的组织固定在了原位，不是提升了，而是减少了下垂量；二是这个网状支架形成了一种向下压迫的力量，把面部组织向里压，也会显得脸小了很多。

13 线雕怎样让人看起来年轻

脂肪和肌肉组织的衰老是从 20 岁开始一点点向下移

动的，如果 25 岁开始做埋线，可以让它们复位。之后每隔一段时间进行治疗，每次治疗的"查漏补缺"可以让脂肪和肌肉组织一点一点地回归原位，防止严重松弛。所以，若能长期保持，肯定会比同龄人看起来年轻。

当然，埋线的提拉效果是有限的，因为衰老是分几步的，即皱纹的产生、松弛的产生、组织容量的减少。当组织容量减少的时候，需要的就不仅是埋线，而是填充加上埋线提拉了。

⑭ 线埋得越多，是不是增生蛋白质也越多

不是的。我们讲的埋线促进胶原蛋白再生，从另外一个角度理解其实就是瘢痕组织产生，即依靠皮下刺激瘢痕的黏着，让皮肤看着收紧。如果皮下瘢痕产生过多，也不是什么好事。一个人的脸上埋 30 根或者 50 根倒钩线，肯定是不行的；平滑线就没什么关系，很多时候埋到一两百根都是可以的。

⑮ 线雕提拉主要解决什么衰老问题

面部衰老是因为岁月流逝和重力的作用，造成支持皮肤软组织的纤维、韧带松弛，使皮肤、脂肪、肌肉受重力的影响导致松弛下垂，最主要的是 SMAS 和眼周及颧脂肪垫的松弛和下垂，脸颊结构下垂，鼻唇沟加深，面颊部失去饱满、出现皱纹，面部皮肤下垂。因此，将下垂的浅

层脂肪组织、松垂的韧带和皮肤上提复位，成为现代面部线雕的主要工作。

16 面部脂肪过多而导致的下垂可以用埋线提拉改善吗

可以的，但也因人而异。

例如一个人脸看起来很宽，有三种原因：一是脂肪；二是骨骼；三是咬肌的大小。这三种原因都需要做针对性的方案，不能单纯地说埋线对这种情况有没有用，而要看需要解决什么问题。埋线可以解决肥胖带来的松弛，但是不能解决肥胖这个问题。

17 线雕可以做某一局部比如下颌缘松垂的提升吗

线雕可以做局部提升。比如现在有很多单纯针对眼部的专门提眉线，对眼周可以做鱼尾纹或者下面细小皱纹或者泪沟的改善，做颈纹的局部效果也不错。但是这里是指PPDO 线，V-Loc、Quill 线和微拉美就不可以，它们针对的还是全面部提升。

18 线雕提拉的原理是什么

由于皮肤胶原蛋白流失，组织支撑力下降而松弛，30岁时的脂肪、肌肉、皮肤不在 20 岁时所在的位置上，两者出现了很大的差距，而且随着年龄的增长继续松弛、移位。可吸收线对人体的刺激使得局部结缔组织与胶原蛋白重新生成。这些植入的可吸收线会形成瘢痕结构的缠绕组织，使锯齿线的边缘部分覆盖了许多纤维壳，从而达到收紧皮肤、提升下垂皮肤的效果。

（1）表皮层，提亮皮肤：促进局部组织微循环，细胞再生与组织修复能力变强，肌肤水分充盈，肤色整体水润提亮，色素沉着改善。

（2）真皮层，胶原再生：可吸收线材深入真皮层，分支作为细胞生长支架，刺激胶原蛋白再生与弹性纤维重组，再生结缔组织支架，从而持久支撑，同时肌肤恢复弹性，莹润紧致，细纹淡化消失。

（3）皮下组织，支撑填充：利用可吸收线材构筑一张三维立体网，整体支撑充盈垮塌的皮下组织，可吸收线中的胶原蛋白分解释放到皮下组织中产生填充作用，同时促进皮下血液循环，使肌肤红润、光泽。

（4）SMAS 筋膜，深层提拉：紧紧抓住肌肤松弛的根源即 SMAS 筋膜层，由深层拉紧，使肌肤全面提拉折叠、复位至原先的年轻态位置，同时效果自然、表皮肌肤不紧绷。

（5）韧带结构，紧致弹性：通过植入可吸收线材作为人造韧带，解决原有韧带松弛问题，并随着时间增加而逐渐增强弹性，更长久地保持青春。

（6）肌肉层，复位固定：可吸收线材主干对 SMAS

进行提拉，分支则顺势将肌肉层一同固定，进行提拉复位，从而在整体上恢复年轻。

（7）对脂肪组织的萎缩作用。

（8）放松肌肉：简单地说，埋线提拉的原理就是以多点、多方位将线体植入皮肤，形成一个坚固的网状结构，结合刺激胶原蛋白新生，从而增加肌肤支撑力。其特点就是安全、简单、快速、疼痛感较少、持久、可复合搭配。

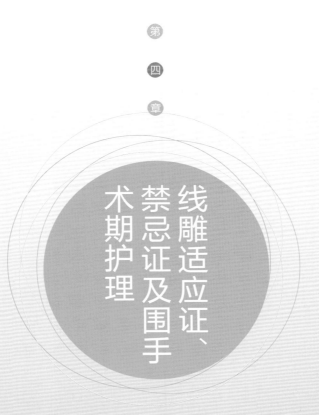

第四章

线雕适应证、禁忌证及围手术期护理

线雕的适应证有哪些

（1）提升和拉紧松弛下垂的皮肤组织，还原年轻时的轮廓形态：改善面部下垂主要是侧面部下垂、眉下垂、双面颊松弛下垂、下颌部下垂、颈部松弛、"蝴蝶袖"、胸部松垂、腹腰部皮肤松弛粗糙、小肚腩等，提升臀部，收紧大腿皮肤。

（2）填平皱纹：主要是静态皱纹，改善或去除抬头纹、眉间纹、鱼尾纹、鼻唇沟纹、木偶纹、下睑纹和颈纹等。

（3）改善皮肤组织内结构，促进其活力：主要是通过埋植线刺激皮肤组织中的胶原蛋白和弹性蛋白修复再生，达到美白、祛斑、缩毛孔目的。

（4）面部及形体雕塑、提升，瘦脸，弥补先天及后天的不足：根据黄金比例优化人体轮廓形态，可以改善双下巴凸显、乳房外扩等。

（5）在私密方面的应用：改善阴道的松弛状态，达到阴道收紧的目的。

② 线雕的禁忌证有哪些

（1）严重全身疾病者，如心肾疾病、糖尿病、高血压患者。

（2）皮下脂肪过多或过少。

（3）肌肉和皮肤松弛特别严重者。

（4）面部松弛导致的赘皮过多。

（5）面部严重痤疮、感染、湿疹或牛皮癣。

（6）注射过大剂量充填剂并出现感染或硬化者。

（7）孕期或者月经期。

（8）期望值过高的求美者。

（9）正在应用抗凝药物者。

（10）有瘢痕疙瘩的患者。

③ 什么脸型不适合做埋线提拉

不适合做埋线提拉的人群的特点为骨骼突出，比如颧骨宽大突出、嘴巴前突、下颌角突出、国字脸型等。这些情况不建议做埋线，即使要做，也建议只做紧致相关的真皮埋线，以达到一些紧致的效果。这类人群脸型要变得精致立体，还是建议埋线联合注射甚至手术等才能达到一定的满意度。还有一类人脂肪组织太厚，通常呈圆脸，如果这些求美者要想做成东方美女的鸭蛋圆脸确实很难，只有在结合手术或光电减少脂肪量的同时埋线，才有可能提高满意度。

4 针对线雕部位的产品项目设计"六化"是什么

（1）立体化：隆鼻、抬高鼻尖。

（2）年轻化：全面部线材提升、祛皱。

（3）丰盈化：填充额颞部、面颊部、苹果肌。

（4）精细化：改善唇部轮廓、唇周皱纹。

（5）轮廓化：面部轮廓的复位。

（6）个性化：提升紧实胸部、臂部、颈部、臀部和背部，私密整形。

5 埋线提拉术前、术后应注意哪些问题

（1）术前。

1）忌化妆，忌酒，忌辛辣食物。

2）对药物过敏、重症肌无力、怀孕、服用特殊药物（如肌松剂等）者不建议做线雕。

3）询问是否有出血性疾病史。

4）如服用阿司匹林、双嘧达莫、维生素 E 和激素类药物，应告知医师用药史。

5）避开月经期进行。

（2）术后。

1）忌食辛辣刺激和海鲜食物，忌烟酒 1 个月。

2）除皱区及双眼睑区域术后 3 天内肿胀较为明显，多数有眶周皮下淤血，7 ～ 10 天后可消退。

3）避免剧烈的面部表情和牵拉动作。

4）避免挤压、面部过度运动，比如用力咀嚼、大笑、打哈欠、揉搓面部等动作。

5）术后可冰敷，以减轻红肿现象。

6）术后 2 周内禁止去角质、做面部护理。

7）口服消炎药 3 天。

6 应用可吸收线术前、术中、术后应注意哪些问题

（1）术前。

1）微整形不是一次到位，需量身设计，由小至大，避免操作过度。

2）术前 1 天保证良好的休息和睡眠，避免饮酒。

3）术前彻底清洁、消毒，避免感染。

4）最好错开月经期前后 2 天。

5）放松心情，相信医师，准备迎接美丽的自己。

6）医师需了解之前整形历史，是否使用过生长因子等产品。

7）医师需了解已经埋线的次数。

（2）术中。

1）麻醉时间要足够，充分发挥药效。

2）放松心情，避免肌肉紧张。

3）术中出血要及时按压止血，并排除干净，必要时适当配合止血药物。

4）术中极少只用一种线或针剂，术前设计需依据不同部位选择不同产品。

5）操作者必须保证全程无菌，避免感染。

（3）术后。

1）术后1周内禁食辛辣油腻和刺激性食物。

2）避免剧烈的面部表情和牵拉动作；避免挤压、面部过度运动，比如用力咀嚼、大笑，特别是要避免面部搓揉、按摩；尽量避免侧睡，以防对手术部位施予压力造成刺激。

3）术后可冰敷。因受刺激，面部可能出现轻微水肿现象，此时可将冰块放置于冰袋内，外裹消毒毛巾给面部进行冷敷，使其尽快消肿，冷敷20~30分钟。切勿将冰袋或冰块直接敷于面部，防止冰水渗入伤口造成感染。

4）术后至少3天内创口需保持清洁干燥。术后2周内禁止去角质、做面部护理。

5）施术完成后，口服消炎药3天。可在创口处贴上疤痕贴，减少创口感染的可能。

6）术后2周内不得汗蒸或泡温泉，应保湿防晒。

7）肿胀消失并不代表已经完全恢复，因为皮肤下深层组织的恢复仍在继续，一段时间可能会导致面部外形不美、发红的现象，恰当的热敷等手段可以加快恢复，但切记不可操之过急，以免造成其他损失。

8）术后可能会出现面部僵硬现象，一般 1 个月即可恢复。手术效果的维持时间与受术者本身的健康状况、生活习惯和平时的一些面部表情有关。

9）术后 1 周及术后 1 个月时，需对受术者进行复诊，检查是否有异常过敏现象或出现炎症。

10）平滑线术后 6 个月内、倒钩线术后 12 个月内，治疗埋线的部位禁止使用超声刀。

11）术后 6 个月以后再使用中红外、CO_2 点阵激光及脉冲光治疗。

12）术后严禁反复搓揉局部，避免过度的面部表情和肌肉运动。

⑦ 埋线提拉后回家怎么保养

（1）遵从医师指示，服用抗生素或消炎药。

（2）入针口按要求在 48 小时内冰敷，可以改善肿胀情况。

（3）数周内不要做特别夸张的表情或大笑，尽量吃软的食物，否则会感觉有牵拉痛。1 个月内不要用手或其他方式刻意揉压面部。

（4）浅层的线材出现好的效果是在 3 个月左右，需要微调的可等到术后 3 个月补调一次。

（5）术后早期遵医嘱调整枕头高度，尽量仰卧睡，不要压到倒钩线区域，尤其是线材的远端，否则很容易出现"酒窝"现象。

8 线雕做完多久可以做美容

做完线雕之后，我们建议最好是3个月之后再去做面部的按摩；像仪器之类的美容项目，最好至少1个月以后再做；如果穿透深度比较深的话，至少要间隔3个月；像超声刀或者热拉提之类的项目，最好间隔3个月。如果仅做面部手法按摩，1个月之后就可以了，但最好是轻柔一点哦！

9 欧洲医师对线雕求美者在术前是如何给予忠告的

（1）术前和术后2周不要吸烟，因为吸烟会减弱血液循环，还可能增加并发症。

（2）术前2周和术后2周不要吃阿司匹林或含有阿司匹林的药物，因为阿司匹林会增加出血风险。

（3）术前和术后2周不要吃维生素、姜、银杏、大蒜、人参和鱼油，因为这些食物可能造成淤青或者渗血出血。

（4）术前5天不能喝酒，因为喝酒会有引起并发症（如出血）的风险。

（5）如果出现了感冒或者其他疾病，应及时通知医师。

（6）手术前一天洗头。记住要把贵重物品放到家里。不要戴假发、发夹。

（7）来院当天不要擦化妆品或者保湿霜。

（8）手术时间只是估计的，有可能会延长在医院的时间。

（9）手术当天要清淡饮食。

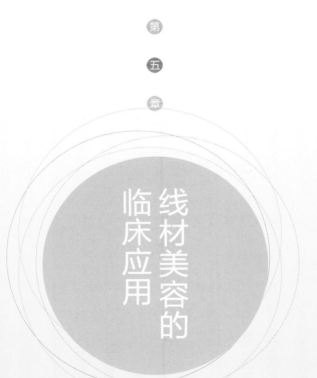

线材美容的
临床应用

① 面部皮肤下垂了怎么办

（1）依据年龄原则。

26～35岁：以皮肤提升为主，胶原丝网定位。

36～45岁：以SMAS提升为主，线雕（轻度），微拉美、线雕（中度），结合眼周年轻化手术或（和）注射充填。

46～55岁：手术提升，结合眼周年轻化手术，辅以注射充填。

（2）依据面部下垂分级原则。

Ⅰ级（皮肤松弛型）：皮肤饱满度下降，细小皱纹出现，鼻唇沟开始出现。

Ⅱ级（浅层脂肪移位型）：皮肤深皱纹出现、"三八线"（泪沟、鼻唇沟、木偶纹这三组八字样纹路）加重，颞部苹果肌凹陷，面颊沟出现。

Ⅲ级（深层脂肪下垂型）：出现"羊腮"（赘颊）、双下巴，"三八线"明显。

Ⅳ级（混合型）：Ⅰ、Ⅱ、Ⅲ级表现均有。

温馨提示：不管哪种情况的下垂，填充物的使用都要小心，不要多，不要追求过度饱满，因为它会加重皮肤的下垂，除非有提拉（比如线雕等）作保证。

② 面部哪个部位埋线提拉效果最好

面部埋线提拉效果最好的部位是中面部和下面部，包括下颌缘、双下巴区域。

温馨提示：用手轻轻向外上 45° 角方向推面部皮肤，凡是手能推到的地方，线雕都能做到。前提是推的过程中要保证眉毛和眼睛不变形。

③ 额头埋线有用吗

额头埋线是否有用要看求美者的具体情况。一般来讲，东方人不像西方人皮肤松垂得那么明显，额头这个部位移动度很小，做大除皱手术时都要锐行分离韧带才能提拉额部皮肤，因此埋线的意义不是很大，尤其是埋植比较粗的锯齿线，埋植后会有很长时间的线痕，影响美观。但是简单的祛皱、收紧是可以的，一般只需平滑线。

温馨提示：额头问题主要是抬头纹的出现，早期肉毒毒素干预是最好的选择。

④ 用线雕能去眼袋是真的吗

近一年来，线雕去眼袋越来越受到重视。线材也进行了改进，由原来的锐针演变成了现在的钝针。目前常用的线材型号是 29G/25mm 的 PDO 平滑线。埋植层次通常是眶隔脂肪层和皮下层。脂肪层内埋线可以使疝出的脂肪萎缩；皮下埋线可以收紧皮肤，加强眶隔的固定作用，同时也减少了下睑的皱纹。严重者 3 个月可重复埋植，轻者一次就可以明显改善。

温馨提示：眼袋的出现有先天因素，也有后天因素。眼袋明显并伴有泪沟的女性要注意了，千万不要单纯用玻尿酸去填泪沟，否则填完了眼袋反倒会更明显，非常不好看。可以先做线雕，让疝出的脂肪萎缩一些，同时线材也能起到加强眶隔的作用。年龄很轻的女孩子也可以选择内切法去除一些脂肪；年龄大，皮肤、脂肪都很松垂的可以用外切法去眼袋，必要时结合玻尿酸和线材。

⑤ 线雕能去抬头纹吗

线雕可以改善抬头纹。对于一些年轻人浅表的皱纹，用线材填充或肉毒毒素就可大大地改善；如果是年纪比较大、抬头纹比较深的人，除去以上操作外，还要做交叉线材的埋植，因为在线材埋植的早期会有胶原挛缩过程，其间会有加深皱纹的可能。笔者建议还是应用小针刀松解结合线材的埋植效果更好些。浅表的皱纹可以用细的平滑线；重度的皱纹可能要用到更粗的线，比如填充线（爆炸线、网管线等）。

温馨提示：用肉毒毒素干预抬头纹的形成是必要的，要提早做，而且一直坚持做才能有效地防止抬头纹的发展。

⑥ 线雕可以提升眉头吗

东方人不同于西方人。东方人眉头皮下组织比较致密，其皮肤与皮下组织中间多有坚韧的韧带相连，移动度非常有限，所以一般东方人很少用线材来提升眉头。但确有一些年纪偏大的求美者皮肤松弛明显，又有求美意向，可以通过线材的提拉来改变眉头的低平状况。线材一般选择比 2-0 细的倒钩线、螺旋线或螺旋钩线，以防止线痕影响美观。

温馨提示：一般情况下不主张将线雕用于提升眉头，除非年龄大、皮肤松得很明显。

⑦ 线雕怎样提拉苹果肌？会淤青吗

苹果肌不是肌肉，而是颧骨前的脂肪组织，位置是在眼睛下方 2cm 处，呈倒三角状，又称为笑肌。饱满的苹果肌可以让脸颊呈现如苹果般的曲线，即使不笑，看起来也有在笑的感觉，微微一笑，感觉更为甜美，故而得名"笑肌"。苹果肌随着年龄增加会萎缩，显得衰老。只要脸上少了苹果肌，就会呈现过度瘦削的面相，即使化妆时再努力上腮红，也画不出苹果肌的甜美效果，让人有难以亲近的感觉。对于苹果肌松垂不太明显的，可以考虑用平滑线或螺旋线，从外上到内下反向部分交叉埋植即可。对于苹果肌松垂明显的，用比 2-0 细的双向倒钩线，采用弧度埋线法埋植，每侧 2 条。部分"印第安纹"（苹果肌中间的一条凹沟）明显的或过于低平的求美者，除了要做线雕外，还要同时结合充填剂才能有满意的效果。整个过程一般不会淤青，但会有微微肿胀，术后只要冰敷就好了。

温馨提示：用线材做苹果肌，尤其是"印第安纹"比较深的，需要做苹果肌成形术，弧度埋线法是最好的选择之一。这对医师的要求很高，做不好会出现"面具脸"，有时还要结合玻尿酸一起治疗。所以有这种需求的女性一定要擦亮眼睛，不要随便把自己交给一个不熟悉的操作者来整容哦！

⑧ 埋线提拉适用于哪些部位？眼周、唇周可以吗

埋线提拉适用于全面部。眼周鱼尾纹、唇周木偶纹都可以，眼周部位还有眼部专用线。眼周和唇周这两个部位比较特殊，因为其皮下没有脂肪，皮肤下面就是肌肉，所以尽量只选用平滑线，而不用锯齿线。这个时候线要进入浅层的肌肉层。

温馨提示：常听说有的人每年都通过做一次平滑线来

保养皮肤，这可不是谁都适合的。皮肤薄、皮下脂肪少的女性千万要小心，做太勤了会使皮肤变硬，像皮革一样，因为线材在脸上作用的结果不是形成胶原蛋白，而是形成胶原纤维。为安全起见，笔者建议还是要请专业医师评估后再决定是否埋线。

⑨ 肉毒毒素和线雕治疗鱼尾纹哪个效果好

鱼尾纹是指在人的眼角和鬓角之间出现的皱纹，其纹路与鱼儿尾巴上的纹路很相似，故被形象地称为鱼尾纹。鱼尾纹的形成是由于神经内分泌功能减退，蛋白质合成率下降，真皮层的纤维细胞活性减退或丧失，胶原纤维减少、断裂，导致皮肤弹性减退，眼角皱纹增多，以及日晒、干燥、寒冷、洗脸水温过高、表情丰富、吸烟等引起纤维组织弹性减退，导致眼周皱纹增加。从解剖上来讲，有两个方面的原因，一方面是皮肤弹性减弱，另一方面是眼轮匝肌相对过度收缩。用线材治疗，一是可以在眼轮匝肌肥厚的部位用线材制动过度收缩的眼轮匝肌，二是用线材埋植在皱纹深层收紧皮肤，以改善皱纹。肉毒毒素会使注射部位的眼轮匝肌放松，从而不能形成皱纹。不同的人适合不同的方法，一般年轻人适合单纯应用肉毒毒素治疗鱼尾纹；年龄偏大者采用线雕结合肉毒毒素效果更好，必要时还可以结合玻尿酸一起除皱。

温馨提示：临床上经常看到开车的司机面部鱼尾纹左

侧比右侧明显，这是为什么呢？原来是开车时左侧面部比右侧暴露在阳光下的时间更长，由于光老化的原因，左侧鱼尾纹更明显。所以提醒女性朋友开车前做好防晒准备，以防止皱纹不请自来。

⑩ 什么是 Misko 隆鼻

所谓 Mis，是指微创手术（minimally invasive surgery），强调没有瘢痕，没有手术切口；"ko"是韩文鼻子的意思。也有一些机构将其称为"4D 隆鼻术"，是指除了传统隆鼻手术可以针对"点、线、面"立体 3D（three-dimensional space）鼻型矫正外，再加上英文"delicate"，意为修饰成精美、玲珑、细致及秀气的完美鼻型。

Misko 隆鼻既不同于传统的侧切口假体隆鼻术，也不同于普通的玻尿酸注射，而是使用特制的推进器，使用专用的 PDO 锯齿线，以注射的形式将线植入鼻小柱和（或）鼻背甚至鼻翼中去，形成线性支架，得到额外的支撑力，可以改变鼻背、鼻尖高度，鼻尖长度等，使各个部位按想要的样子达到理想的定型效果，再用玻尿酸进行充填塑形，使其外观更为流畅。

简单地说，Misko 隆鼻就是用助推手柄将多根不同长度的线"插到"鼻子里面，通过这种特殊的、类似玫瑰枝条一样的带刺线，在线被完全吸收前，起到支撑鼻部塑形的作用。如果将寻常的玻尿酸注射当成是水泥的充填与定型，那么 Misko 隆鼻技术即可看作是钢筋混凝土了，其塑形效果大大优于单纯的玻尿酸注射。

温馨提示：线雕鼻用的是线，但不能只用线，否则鼻梁棱角分明，不柔和、不自然。

⑪ Misko 隆鼻适宜人群有哪些

（1）希望改善鼻型者，尤其是朝天鼻、鹰钩鼻、鼻翼过大等单纯使用玻尿酸注射效果不佳者。

（2）希望立即见效、恢复时间快、没有耐心或缺乏时间等待手术恢复者。

（3）对传统手术心存畏惧者。

（4）不愿意接受假体材料者。

（5）已做过隆鼻手术，效果不满意，取出假体后留有心理及肉体双重创伤者。

温馨提示：笔者认为线雕鼻更适合鼻背组织较厚或者鼻尖高度欠缺为主的类型。跟假体隆乳原理类似，较薄的覆盖不适合植入体，否则局部轮廓感太明显，显得较假。如果皮肤很薄，一定要先用玻尿酸或者脂肪充填，再进行线雕鼻，否则隆鼻效果不好，鼻型不自然（埋线后可能高得有些突兀）。不过，如果鼻根部"缺"很多组织，笔者更倾向于用玻尿酸充填，再用线雕鼻支撑，效果更佳。

12 Misko 隆鼻禁忌人群有哪些

（1）有传染性疾病及其他严重器质性疾病等。

（2）面部或全身感染（如有疖肿或毛囊炎）、鼻部皮脂腺丰富或有酒糟鼻、正值怀孕及哺乳期间、骨骼尚未发育完善者。

（3）高血压和糖尿病患者慎做。

（4）术前半个月禁止口服抗凝血药物，凝血功能异常者慎做。

（5）女性应尽量避开月经期。

（6）其他不适合做微整形的人群。

温馨提示：关于术前身体状况要及时、全面地跟医师沟通，包括有无感冒、鼻炎，是否处于月经期等，毕竟手术安全是最重要的。

13 线雕鼻有哪些特点

（1）手术时间短：只要在鼻部选取 2 ~ 3 个埋线点，埋入可吸收线，因此手术时间短，疼痛度低，没有特别的水肿，治疗后能够快速恢复正常生活。

（2）微创：手术采用埋线方式，微创无瘢痕，几天后就可以正常扭捏鼻子，相对于手术，安全性较高、副作用较少。

（3）可以搭配传统隆鼻一起进行。

温馨提示：线雕鼻可以单独进行，也可与其他隆鼻术一起进行，与注射玻尿酸或自体脂肪合并使用效果更好，还可以使维持效果更持久。这就相当于向搭好架子的鼻子里注入填充物，当然效果更完美。

14 线雕鼻有哪些优势

（1）手术时间短，立即恢复正常生活：线雕鼻手术时间为 10 ~ 30 分钟，手术时间短，术后疼痛少，术后几乎不红不肿，且可立即恢复正常生活。

（2）无手术切口，不产生瘢痕：手术不动刀、无切口，仅有针眼大小的注射点，无瘢痕。

（3）适用于鼻子整体部位：改善传统隆鼻手术的缺陷，线雕鼻可针对鼻头、鼻翼、鼻梁等位置分部位进行调整，达到鼻型整体雕塑的完美效果。

（4）线雕支架的特殊支撑技术：使用特殊建构技法，犹如工程师般建构鼻内支撑结构，术后鼻型稳定，效果持久。

（5）可以搭配注射隆鼻、传统隆鼻一起进行：线雕鼻可以单独进行，也可与其他隆鼻术一起进行，与注射玻尿酸或自体脂肪合并使用效果更好，还可以使维持效果更持久。

（6）线条自然，轮廓犹如天生：放入鼻中的特殊可吸收线经过 6 ~ 12 个月的时间，会被人体自然吸收，但植入线支架所形成的自然软组织结构仍能维持支撑术后鼻型，不因线被吸收而坍塌。线雕鼻手术创造出来的鼻型线条非常自然，轮廓犹如天生。

⑮ 线雕鼻与玻尿酸隆鼻和手术隆鼻有哪些区别

（1）与玻尿酸隆鼻的差异：在简单便捷方面虽与玻尿酸相似，但具有玻尿酸注射无法达到的效果，可矫正玻尿酸不能起作用的朝天鼻，用于改善鼻尖、收缩鼻翼和鼻延长等。

（2）与传统手术的差异：传统抬高鼻尖的方法必须通过鼻中隔整形术，创伤大，费用高，很多人不能接受。线雕鼻可用于抬高鼻尖，起到本来必须通过鼻综合整形才能达到的手术效果，也可用于垫高鼻背，实现分区治疗。

温馨提示：所有的隆鼻方法都会有各自的不足和优势，术前要由医师评估，再结合自身的客观条件、工作性质、假期和收入状况，综合评估后作决定。

⑯ Misko 隆鼻存在的争议有哪些

（1）并发症较多。

（2）效果持续并不长久，既不及传统全鼻整形手术的效果持久，又不及玻尿酸注射隆鼻方便、快捷、安全。

可是若从另一个角度来看，求美者以接受玻尿酸注射的心态，却可额外达到接近于大手术才能达到的外形效果，她们并不要求维持效果持久，只求迅速恢复，不影响日常生活与工作，在这种情况下，Misko 隆鼻还是非常值得推广的。

温馨提示：线雕鼻除了医师要有精湛的技术外，受术者的术前、术后配合也至关重要，一定要遵从医嘱。

17 Misko 隆鼻正常的术后反应怎样

因个体差异及医师操作技术的不同，受术者在术后会有不同程度的肿胀感，部分受术者有线的拉扯感或有顶住牙龈处的酸胀感，还有少数受术者会有淤青表现。这些均为正常现象，一般经 2 ~ 4 周逐渐消肿后可自行痊愈，遵从医嘱、合理护理即可。

18 线雕鼻能取代脂肪、玻尿酸、硅胶、膨体、耳软骨、鼻中隔软骨、肋软骨隆鼻吗

不能取代！

线雕鼻更多的是一种辅助手段，其维持时间只比玻尿酸稍长，1 ~ 2 年就不错了。

理论上线雕鼻跟假体隆乳原理类似，较薄的覆盖，不适合植入体，否则局部轮廓感太强，不柔和，不自然。如果皮肤很薄，一定要先用玻尿酸或者脂肪充填，再埋线隆鼻，否则隆鼻效果不好，鼻型不自然（埋线后可能高得有些突兀）。不过，如果鼻根部"缺"很多组织，推荐用玻

尿酸充填，再用线雕鼻支撑，效果更佳。

⑲ 线雕鼻效果怎样

线雕鼻和玻尿酸充填隆鼻相比，风险小而可控。线雕鼻和手术隆鼻相比，又很灵活。但是对于鼻子基础条件不好的求美者，还是建议手术。

线雕鼻的优点是创伤小，线材可吸收，搭建支架更灵巧秀气，不会让人有鼻子线条生硬的感觉，也在很大程度上避免了鼻子注射玻尿酸后期鼻根容易变宽的缺点。

好的隆鼻线材为鼻梁和鼻尖设计了不同规格，线材带锯齿，通过放置到鼻背、鼻尖和鼻小柱，瞬间可以拉挺鼻头，抬高鼻尖和鼻小柱。

⑳ 线雕鼻术后恢复时间要多久

线雕鼻术后恢复时间与应用其他充填材料类似，刚做完会有些小伤口或淤青，经过 3 ~ 7 天可以恢复，恢复期可以化妆、正常工作和社交，不影响生活。

温馨提示：对每一个人而言，任何手术的恢复都会存在个体差异。平时容易淤青、留疤的爱美女性一定要考虑周全，给自己多留几天休息时间。切莫赶时间做美容，很多事情是不可预测的。

21　线雕鼻手术时间和疼痛程度怎样

施术时会在鼻部注射麻醉剂，让疼痛感降低，治疗时间为 10～30 分钟。对疼痛特别恐惧、敏感的求美者，可以考虑强化麻醉。

22　线雕鼻可维持多长时间

线雕鼻维持时间依照个人的吸收代谢状况会有些差异，一般 1～2 年。在吸收完全之后，替代的自体新生胶原支架会持续发生作用，维持鼻部形态。

温馨提示：线材美容是比较特殊的美容，其维持时间一部分取决于自身条件，一部分还受线材吸收时间的影响。线材在每个个体中的吸收不是恒定的，只跟局部含水量有关。因此，线雕鼻维持时间只是一个粗略的估计时间。

23　线雕鼻术后应注意什么

术后要避免游泳、泡温泉等活动，使施术部位保持干净。术后 1～2 天会有肿胀与发热疼痛感，可持续冰敷，切勿按摩。尽量控制好饮食，少吃辛辣食物，多补充水分，少喝酒。

温馨提示：鼻尖处的针孔一定要保护好，过早沾水会留下色素沉着，看起来像黑痣一样，要等 3～6 个月才能消失。

㉔ 线雕鼻可以改变鼻头肥大吗

将 1 ~ 2 条双向反倒钩线埋植于鼻底,可以收窄鼻头。

温馨提示:由于没有去除皮肤和组织,外形未必是求美者所喜欢的,所以术前要多沟通,模拟术后结果满意后再做。

㉕ 线雕能改善因为注射玻尿酸导致的鼻根变宽吗

玻尿酸隆鼻损伤小、见效快,深受求美者喜爱,越来越多的求美者加入这个大军。然而,玻尿酸隆鼻有一个不可忽视的问题,就是当玻尿酸吸收的时候,鼻子尤其是鼻根部会随着注射次数增多变得越来越宽,如果继续注射玻尿酸,鼻子就会变得越来越宽大,严重影响鼻子的形状。此时,首选的措施就是在鼻根与眉间衔接处用平滑线埋植固定来重塑鼻根弧度,效果非常好。

温馨提示:玻尿酸隆鼻要注意选择分子量大一点的,这样做塑形效果会好一些。另外,注射玻尿酸不要过频,应让皮肤充分休息,最好恢复原有张力后再注射。一般注射小分子玻尿酸 3 次左右就可能出现鼻根部过宽现象,此时可用线材帮助塑形或改换假体隆鼻。

26　鼻唇沟到底是埋线好，注射玻尿酸好，还是其他方法好

亚洲人的鼻唇沟跟中面部的骨骼发育有很大关系，大致分为以下几种。

（1）鼻基底梨状窝过低引起的骨骼和组织缺陷型：可以考虑假体填充或玻尿酸充填。

（2）肌肉型：表情肌张力大，也可以通过肉毒毒素放松肌肉来改善。

（3）皮下脂肪垫发达引起的堆叠过多：可以考虑吸脂或溶脂，必要时结合提拉。

（4）皮肤、皮下松垂型：此为埋线的绝对适应证。

（5）混合型：存在两种或两种以上情况，要看情况综合治疗才能增加满意度。

温馨提示：鼻唇沟的形成机制比较复杂，与很多因素有关。皮肤本身衰老变薄，缺乏弹性纤维，由于重力作用被拉长；颧弓韧带、皮肤咬肌韧带因衰老而缺乏弹性、松弛，由于重力作用被拉长；鼻唇沟外上方与内下方组织结构的差别，外上方疏松，内下方致密；长期反复的表情肌运动，鼻唇沟充当动力臂与阻力臂的支点。

表情肌的长期反复运动使皮肤和颧脂肪垫与 SMAS 层和表情肌之间产生剪切应力，皮肤和颧脂肪垫产生向下的相对位移，堆积在鼻唇沟的外上方形成了鼻唇沟。

表情肌的长期反复运动使鼻唇沟部位上下两种质地、结构密度相差较大的组织之间产生相对运动，从而在两种组织之间形成折痕，由此形成了鼻唇沟。

27 线雕可以填充面部凹陷吗

线雕填充面部凹陷适用于凹陷比较浅的、面积不太大的区域，一般用平滑线（如螺旋线、爆炸线）按网格状埋植即可。效果与埋植的线材数量、密度有关。相对比较深的凹陷，还要结合充填剂共同完成。此外，多次线雕效果更好。

温馨提示：面部凹陷有很多种情况，不一定都适合线雕填充。还有那些比较瘦的人、皮肤很薄的人，也不适合用线雕来填充凹陷。

28 下颌缘做线雕可起到什么作用

下颌缘轮廓消失是人衰老的一个明显标志。造成此部位衰老外观的原因包括长期的紫外线损伤、皮下脂肪成分减少、长年的面部表情肌运动、组织弹性降低后继发的重力性变化、深层骨及软骨结构改变等。牙列的变化及上、下颌骨质吸收将导致下颌骨高度和体积的缩小，颏部向前旋转，显得锐利并前凸，使得面上、面中、面下偏离了理想的、大体均等的比例关系。重力的长期作用与组织弹性降低，使得过多的皮肤悬垂于下颌，表现为下颌缘的"羊腮"样外观和颈前部的圈环"火鸡脖"样外观。针对这种情况，可以进行深层提拉、浅层紧致来联合重塑下颌缘，在上颌骨上、下各埋一组倒钩线，真皮下埋植平滑线。提拉线的粗度为 2-0 左右，平滑线每侧 30 条左右。下颌缘吸收明显者在下颌骨缘的骨膜层次埋植平滑线（如螺旋线、爆炸线），可使下颌缘更为清晰。

温馨提示：人体衰老不是某一个器官的衰老，而是整体的老化。骨骼老化会失去面部软组织的支撑，所以恢复原有的框架支撑是面部年轻化的一个重要工作。

㉙ 线雕可以治疗颈横纹吗

颈横纹是每个人在颈部特有的皮肤横纹，一般为两条。位于颈横纹处的纵向纤维增厚，纤维含量较丰富，皮肤和深面的颈阔肌及深面的膜层连接较紧密，颈横纹的两旁有多支皮肤血管从颈阔肌穿入皮肤。位于颈阔肌深面的膜层和局部的深筋膜连接较紧密，这样在第一颈横纹处的皮肤通过纵向纤维而固定在局部。第一颈横纹位于颏颈角下方 1cm 的位置，它是下颌下区域和颈部的分界线。由于它通过纵向纤维将皮肤与膜层甚至是深筋膜固定在一起，当颈部皮肤松弛需要通过手术矫正时，彻底离断第一颈横纹的纤维结构是很重要的步骤。

针刀松解颈横纹是一个很好的除颈横纹方法。玻尿酸注射也能减轻颈横纹的深度。线雕可以收紧松垂的皮肤，从而减轻颈横纹。

30　线雕可以做唇缘、人中嵴吗

一个正常的美的上唇从正面看，呈弓形状态，有一个红色的边缘，称为唇缘；唇缘与皮肤的交界处有一个白色的细嵴，称为皮肤白线或唇缘嵴；唇缘中部的弓形，称为唇缘弓，西方画师称唇缘弓为"爱神之弓"，认为它蕴藏着极大的魅力；唇缘弓的正中有一条浅沟，称为人中；人中下方的红唇呈结节状，称为唇珠。从侧面看，上唇较下唇略松且薄，轻轻盖在下唇之上，并微微突出、翘起；上唇的长度应与鼻尖的高度相似，它与鼻小柱成 90°角。随着年龄的增长，唇缘和人中嵴越来越不清晰，这时可以通过线材重塑青春：沿着唇缘连续地植入 29G/25mm 平滑线于真皮下；人中嵴则每侧植入 4 条 29G/25mm 平滑线于皮下即可，结合玻尿酸效果更好。

温馨提示：玻尿酸注射可以加强唇缘、人中嵴和唇珠的立体效果，但是维持效果的时间很短，尤其是玻尿酸丰唇珠，术后效果受很多因素的影响，一般只适合年龄比较大的求美者注射。线材做唇缘、人中嵴效果明显，维持时间又很长，值得推荐。

31　线雕提胸有效果吗？什么样的乳房做线雕好

下垂乳房可以根据乳房下皱襞与乳房下极的关系分为五种类型。

（1）正常乳房：乳房下皱襞与乳房下极在同一平面。

（2）轻度下垂：乳房下极超过乳房下皱襞 1 ～ 2cm。

（3）中度下垂：乳房下极超过乳房下皱襞 2 ～ 3cm。

（4）重度下垂：乳房下极超过乳房下皱襞 4 ～ 10cm。

（5）特重度下垂：乳房下极超过乳房下皱襞 10cm
以上。

一般来讲，埋线提拉乳房只限于乳房轻度下垂且乳房
内脂肪和腺体萎缩明显者 [常因乳晕与乳房下皱襞距离过
短（小于 4.5cm）引起]。但随着双向反倒刺线的诞生，
线雕提胸有了新的设计理念，对以往提升效果一般的中重
度下垂的乳房也有很好的提升作用，再配上平滑线收紧皮
肤，乳房松垂也得到明显的改善。越来越多的求美者术后
感到乳房形态满意、手感好。

㉜　埋线一次治疗“蝴蝶袖”是否有效

上臂内侧腋窝下边，即肱三头肌（上臂后缘）的位置，
经常会生有两片松垮下垂的赘肉，我们形象地称其为“蝴
蝶袖”。因为肌肉面积大、利用机会少，若非特别加强练
习的话，即使是天生丽质的瘦美眉也经常会因这两片软趴
趴的肥肉让整个身材显得比较臃肿而苦恼。“蝴蝶袖”一
般单侧需要 100 ～ 150 条粗 27G 或 29G、长 60mm 或
50mm 的双螺旋线呈向心性埋植或网格状埋植，一次即可
见效。

温馨提示：单纯用线雕治疗"蝴蝶袖"会起到收紧皮肤的作用，但是对于松垂比较明显的求美者可能要多次治疗，间隔 3～6 个月，并配合有针对性的体育运动效果才会更好。

33 肩背部肥厚的人用线雕有效吗

答案是肯定的。不论是在着装或裸露的情况下，后背由于其面积较大，成为展现女性美的重要部位。根据求美者的具体情况和意愿，可以通过在脂肪内埋植一定数量的螺旋平滑线，以使肩背部脂肪萎缩、皮肤收紧，从而达到满意的外形。

温馨提示：肩背部过于肥厚者不建议做线雕塑形。

34 腰腹可以同时收紧吗？能瘦多少

女性的腰部从正面看一般比髋部窄，形成胸大腰细胯部大的特点；从侧面看，腰部与臀部又形成明显的曲线。女性的腰围按照审美观点，应当是女性三围中最细的一围，它的粗细直接影响着女性的曲线美、形体美。美腹的标准：从正面看，肚脐两边应有两个对称的凹陷，与肚脐凹陷共同将腹部分成上、下两个部分，乳房处的胸围和腰线处的臀围应大致相等；从侧面看，腹部应与乳房的前突部分和臀部的后突部分对称，形成 S 形。影响腹部美观的类型有：①脂肪堆积在下腹部及脐周形成悬垂型腹壁；②膨胀腹壁及皮下厚度不同形成的圆球形腹壁；③缺乏皮下脂肪，在脐周有过多的皮肤和皱纹使腹部肌肤松弛。

腰腹埋线通常在两个层面（脂肪层和真皮下层）进行，两个层面的共同作用可以对腰腹起到一个很好的塑形效果。布线方法可以是向心交叉，也可以是网格方式。线材要稍长稍粗，以粗 23G 或 27G、长 60mm 或 90mm 为宜。

温馨提示：线雕治疗腰腹的目的是收紧皮肤、皮下，看起来紧致，不会令腰腹瘦下来很多。加强有针对性的训练才能更有效地去除赘肉。

35 什么样的臀适合用线雕提升？线雕后要休息多久

时下非常流行"蜜桃臀"。那么什么是"蜜桃臀"？所谓"蜜桃臀"，就是臀围稍大于腰围，从侧面看臀部与腰部、腿部的连接处曲线明显弯曲，从背面看臀部呈两个完美的圆形，像树上成熟了的水蜜桃一样，且臀部向后突起而无下垂，皮肤光滑坚韧富有弹性感。拥有"蜜桃臀"不仅穿泳装时俏丽动人，穿着紧身裤、牛仔短裤都能显出凹凸有致的身材。

影响形体美的臀部类型包括：①脂肪沉积集中在髂骨嵴部，使腰显得粗大；②脂肪沉积集中在大转子附近，被称为大转子部脂肪异常堆积；③臀裂两端有较多脂肪堆积，臀部向后伸展。这些情况都适合做线雕提臀。臀部的提升和乳房的提升用相同的手法，深层次用倒钩线提拉，浅层次以平滑线收紧，当然术前设计非常关键。

线雕后 1 周内只能进行生活中的必要活动，剧烈活动一定要到术后 1 个月再开始。

温馨提示：脂肪过于肥厚的臀部不适合做线雕。

36 私密紧致用什么线？术后多久可同房

随着微创美容的快速发展，线材的种类发展非常快。很多厂家都在开发私密专用线材，比如网管线、爆炸线等，都是把多条平滑线一次植入，以达到更小的损伤、更好的紧致，从而起到阴道收紧的作用。同时，笔者注意到外阴周边区域的紧致也同样重要。因此在进行阴道紧致的埋线过程中要里外兼顾、共同进行，一般间隔半年 1 次，3 次效果更好。

术后 1 周内严禁过夫妻生活。

温馨提示：私密埋线后，每晚做外阴消毒，保护好针眼不受污染是预防感染的关键。

37 大、小腿收紧大概能瘦多少？术后是否影响活动

标准的美腿一般包括：整体长度是身高的一半以上，骨骼正直，外形圆润，无松弛肌肉和皮肤，粗细适当，皮肤有弹性；膝盖外形圆润，骨骼纤细；大腿和小腿笔直伸展，小腿较长，是大腿长度的 3/4 以上，两腿合拢时其间隙不

超过 2cm；足踝纤细、圆润，无脂肪聚集和皮肤松弛现象，围长较小。这些标准不仅使腿本身有很高的审美价值，而且使女性的整个体形显得修长、苗条、挺拔，并对女性的动态风度气质有很大影响。

塑造理想的美腿绝非仅靠简单的线雕来完成，遗传基因、生活方式、科学的锻炼必不可少。对于略有松垂的大、小腿而言，线雕确实能起到收紧塑形的作用，一般双侧大、小腿一次可用 27G/60mm 双螺旋线 300 ~ 500 条。但应注意线材埋植不要过密，尤其是术后一定要限制剧烈活动或疲劳性运动，以免发生剧烈肿胀、疼痛等并发症。一般间隔半年 1 次，多次治疗效果更好。

温馨提示：大、小腿的线雕由于面积大，通常需要大量的线材，这就要求术后静养，千万不要认为没有问题而到处乱走。术后过早负重，一旦过度疲劳就会出现肿胀、疼痛等症状，轻则活动受限，重则不能下床，还要给予输液减张治疗。教训已有很多，值得注意。

38 线雕可以治疗瘢痕吗

线雕治疗瘢痕一般适用于线性稳定瘢痕，对稳定性凹凸不平的痘瘢也有一定疗效，配合针刀松解效果更好。

温馨提示：术前与医师充分沟通，对单纯需要线性填充的瘢痕效果最好。

39 为什么有的线雕提升的效果没有医师承诺的那么好

面部线雕提升的效果也许没有医师承诺的那么好，这并不是医院的责任，也不是医师操作面部线雕提升出了问题。面部线雕提升的效果很大程度上取决于求美者的自身条件。

要想永葆青春又不在脸上"大动干戈"，现在只需通过蛋白线提升治疗就可以简单地实现，而且最关键的是手术治疗时间十分短暂，一个午休就可以让求美者的脸焕然一新。这就是蛋白线提升的精华所在。

祖国医学认为"脾主肌肉"，意思是脾胃功能的好坏能影响肌肉的强度。换言之，脾胃功能不好的人，其皮肤松垂得可能会比同龄人明显，而且埋线后最佳效果维持的时间也很短，这类人除了埋线提升外还要积极调理身体，"内外兼修"才能获得良好的效果。

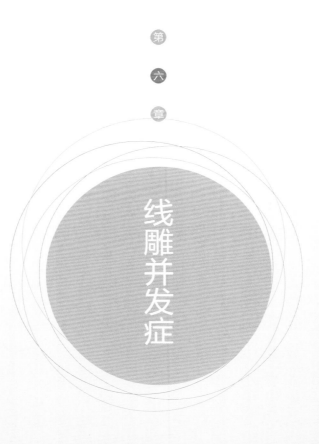

第

六

章

线雕并发症

① 求美者如何配合医师才能减少并发症的发生

首先，术前应充分与医师做好沟通，这个手术对你而言有什么预期、难度、转归及术中的麻醉是否适合等都要弄清楚。术中认真配合医师操作，有不舒服可立即告知医护人员。术后遵从医嘱是减少并发症出现的关键，对医护人员反复强调的事项要引起高度重视，绝对不能大意，尤其是术后 1 周内更要小心。

温馨提示：埋线之前，自己要有足够的承受能力，根据自己的实际情况提出合理诉求。对术后来自各方面的议论要有充分的心理准备，因为线材美容不一定一次就会十分满意，效果也会有一个转变过程。别人说好会高兴，别人说不好也不要太在意，要充分相信医师。

2 埋线提拉常见的并发症有哪些

埋线提拉常见的并发症有肿胀、淤青、血肿、皮肤不平、凹陷和不对称等。

温馨提示：一般来讲，女性最容易出现淤青的时间为月经期，尤其是月经期的头两天；最不容易淤青的时间为月经干净后的第二、第三天，如果可能，应尽量选择在这个时间做手术。

3 术后出现肿胀、淤青、血肿怎么办

任何锐器的操作都会造成组织和血管的损伤，有损伤就会有渗出导致的局部肿胀，有血液渗出排流不畅就会导致淤青，出血多了就是血肿。出现上面问题，最有效的方法是加压和冰敷。渗出期通常为 48 小时，这期间尤其是术后第一天，可多次实施间断性冰敷，每次 15 分钟，间隔 15 分钟，防止冻伤的发生。血肿特别明显或突然出现血肿增大都要求助医护人员，切莫自行盲目处理。

温馨提示：①新鲜的土豆片或土豆泥都会加速淤青的消散，最好在手术两天后应用。②如果家里没有冰袋，可用浸过水的毛巾一条，拧干（留一点点水），冰箱冷冻 10 分钟，把毛巾装到保鲜袋里，展平使用就可以了。其优点是不会太凉，可以随意做成任何弧度，方便、操作简单。

4 术后出现皮肤凹陷、凹凸不平怎么办

术后出现皮肤凹陷、凹凸不平有两种可能：一是由于操作不当导致，这些问题是求美者不能控制的；二是受术者没有遵照医师的嘱咐，比如张大嘴、吃硬食物、睡觉时压到刚刚埋线的地方等。一旦出现问题，要马上联系经治医院，尽早处理。处理一般不会太复杂，只需手法复位就可以了。

温馨提示：目前线雕采用的线材一般都是可吸收的，通常 180 天左右就吸收掉了。但是线材不是一下子吸收掉的，它有一个过程，通常 2 个月的时候锯齿线的锯齿就失效了。所以，埋线出现的凹坑，即使你不去管它，也会在 2 个月内变平整，当然不同种类、不同规格的线材会有差别。

5 埋过线的地方会有线头从针眼处冒出来吗？如果有，怎么办

一般以平滑线的线头外露居多。过多的植入线在面部呈弯曲状态，在线被吸收的过程中，恢复自然展开状态可导致线头顶着表皮造成局部鼓起。此外，还有进针长度不够的原因。如果看到线头外露了，不要紧张，直接拔出平滑线就好了。如果是锯齿线线头外露，就一定要立即到医院处理，因为这个处理起来相对比较麻烦。

温馨提示：面部埋植大量线材的时候，尽量保持 3 天针眼处不要沾水，可用消毒液清洗。针孔比较大的锯齿线更要保护好，一旦感染，后果可能很严重，决不能掉以轻心。

⑥ 线材埋植过浅或过深会有什么后果

通常情况下倒钩线埋在皮肤下层，也就是 SMAS 浅面，而平滑线则埋在真皮下层。倒钩线如果埋植深了，可能会使线的倒钩挂到 SMAS 筋膜，导致浅层无法提升，达不到应有的效果；如果埋植浅了，就会看到明显的线痕；再浅了，还会留有色素沉着。平滑线若埋植深了，美白、淡斑、缩毛孔的功效会不明显；若埋植浅了，则会有增生的风险。因此，线雕还是要选择有经验的医师来操作。

⑦ 反复过勤地埋线对皮肤会有损害吗？每年都通过埋线来保养皮肤可以吗

真皮下埋植一定数量的平滑线的确会令皮肤紧致、美白。通常根据每个人的情况不同，维持时间也略有不同，但从埋线到胶原蛋白失去效果通常不少于 1 年时间。如果短时间内（比如半年）再重新埋植就会造成过多的胶原组织形成类似瘢痕的物质。如果求美者年龄比较大、皮肤比较薄（说明其胶原分解大于合成），很难在埋线的区域形成胶原蛋白，相反很可能会形成胶原纤维，从而使皮肤变得像皮革一样坚硬、皱缩。所以，不同的身体状况无法统

一规定埋线频度，一般至少需间隔 1 年再埋线。

⑧ 线雕后发现面部两侧不对称怎么办

一般面部提拉出现不对称多在锯齿线提升之后，外观不对称的症状可能即刻出现，也可能在数天甚至数月后逐渐显现，动态时不对称外观会更明显。这一方面与操作时双侧埋线的层次、位置、数量不对称有关，另一方面也与受术者原本就存在面部不对称或表情动作不对称有关，埋线后其心理上会将这些平时不易察觉的不对称进行放大。造成这种情况的原因有两个：第一求美者本身有不对称，医师术前没有好好沟通，术后她天天照镜子，一点小差别也能发现，有点不对称就认为是医师做出来的；第二，医师操作时两侧力度不一致，导致面部出现不对称。无论哪一种原因，都是术前缺乏良好的沟通和设计所导致，只要医师术前跟求美者沟通好、设计好，手术中仔细一点，基本上可以避免此类问题。

人的面部没有绝对的对称，事先应同求美者说明，并指出求美者原本面部静态和动态的不对称，并照相存档；告知求美者埋线提升治疗的效果有限，适当降低其期望值；操作时尽量对称植入，若求美者原本就有面部严重不对称现象，可根据情况而不对称植入；操作层次深浅要准确。

治疗症状不严重者以心理治疗为主，告知求美者世界上并无完全对称的人脸；若明显是因操作不当而引起的不

对称，可在提升力量稍弱的一处补充植入数根线即可；若由其他缺陷因素导致不对称，可配合肉毒毒素或玻尿酸进行治疗。

温馨提示：临床观察，绝大多数女性的面部左右两侧不对称，左侧脸大的人数明显多于右侧脸大者，从观察鼻唇沟和口角处就能看出来。值得注意的是有将近一半的人不知道自己左右脸的差别，以至于术后突然发现左右脸不对称，就会误认为是医源性的。术前的充分沟通对于医患双方都是非常重要的。

⑨ 四肢线雕有哪些并发症？求美者应怎样配合医师

四肢线雕尤其是下肢埋线一般都要埋植几百根螺旋线，当然损伤也是很重的，一旦早期过度活动就会发生大面积体液渗出和组织内高压，从而出现剧痛和活动受限，这一点临床上已经有了深刻的教训。要想避免类似事件的发生，除了医师把控埋线的数量外，求美者也要严格遵从医嘱，切勿疏忽大意，以至于影响生活和工作。

⑩ 埋线针眼会感染吗？万一感染了怎么办

埋线是通过针孔完成的，因此针孔的保护至关重要。一旦针眼过早进水等就有可能引起感染，轻者影响美观，严重的还要取出线材而影响容貌，因此线雕受术者不要因

为针眼很小而忽视感染问题。一旦红肿出现，就说明可能有感染发生了，最好尽快联系医师做专业的处置。

⑪ 埋线会过敏吗

到目前为止还没有听说过埋植合法的线材会过敏的案例。

⑫ 线雕后发现皮肤出现结节是怎么回事

线的尾端植入层次太浅，做表情、触摸或牵拉皮肤的时候，可以看到或者摸到突点或者凹凸不平的线体，尤其是眼周。一旦出现，就应及早去医院处理，以免影响美观。

⑬ 埋线后面部会变宽吗？一旦变宽了怎么办

对皮下组织容积不足的求美者进行面部线雕，更容易引起视觉上的面中部变宽。按常规方法埋植通常会在视觉上加重颧骨的宽度，如果此时不解决颞部和苹果肌及面颊的凹陷状况，则很难会有让求美者满意的效果。另外，弧度埋线法能够避免颧骨变宽，应该用线材将颞部的组织向耳前牵拉。术前充分评估求美者的面部情况，充分进行沟通，与其他抗衰措施联合应用都是必不可少的。处理可以用玻尿酸或自体脂肪丰颞部、面颊、苹果肌，使颧骨的高光部位向内移位，从而从视觉上改善颧骨变宽问题。

14 什么情况下会出现埋线后色素沉着？一旦出现，求美者该怎么办

线材埋植浅，一旦伤及真皮浅层就可能导致色素沉着，治疗期间处置不当还会发生皮炎。一旦出现这类问题要积极预防感染和防晒、保湿，色沉消失通常需要 0.5 ~ 1 年。

15 线雕鼻常有哪些问题出现？求美者应如何配合

由于术者水平参差不齐，没经验的操作者往往会出现鼻梁线材屈曲造成鼻梁不平；只用线材可导致鼻梁外观不好看、不柔和；还可导致鼻小柱线顶出皮肤、鼻尖歪斜等。最重的并发症是发生感染，因此再一次强调，就医一定要找有经验的正规医师。

16 不常见的并发症有哪些

以上并发症是比较常见的，其中大多数并发症也是可以避免的。除了这些并发症还会有些不常见的，比如埋线后超声刀烫伤、腮腺管囊肿、皮下纤维化等。

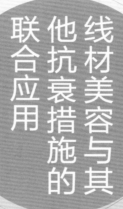

第七章

线材美容与其他抗衰措施的联合应用

① 为什么面部综合整形会成为趋势

面部综合整形，即根据每个人颜面特点和美学原理，综合考虑每个求美者的要求、个性，结合各种先进的五官整形和面部年轻化的方法，设计整体的颜面美丽方案。比起传统的面部单项整形，面部综合整形有很多优势。

柳叶眉，丹凤眼，鹰钩鼻，再配上一个樱桃小嘴，会得到一张猫头鹰的脸，这从侧面说明了单一的部位好看，不能为整体的美带来和谐，而面部综合整形正好弥补了这样的缺点。另外，面部综合整形的费用较单项整形费用便宜，使得有心整成天使面容的人减轻了经济上的负担。比如鼻子整形、双眼皮手术等，一个部位的改动会牵引整个面容的变化，正所谓牵一发而动全身。因此，在原有的容貌基础上设计精致、协调的整形方案十分重要。明星往往就需要这样的手术。只不过原本底子好的明星，在接受面

部综合整形后不会有太大的惊艳。而且对于相貌本身较好的人来说，整形只起到"画龙点睛"的作用；对于相貌平凡的人来说，通过面部综合整形，把轮廓变得立体协调，会得到"惊人"的效果。而面部综合整形之所以会成为流行趋势，正是基于其协调、完美的效果。

面部综合整形是注重面部五官之间的和谐统一，通过对五官细微的调整与雕塑，塑造面部整体美和协调美。精致、协调的面部综合整形取代单一项目的面部整形是必然的趋势。

② 如果只埋线，不填充会怎么样

单纯运用线材做提升往往会有以下不足：正面观，眉尾和外眼角上翘，眼裂变窄和变长，形成小眼征；中面部苹果肌变平，颧弓区外扩形成大饼脸（中面部变大了），微笑时不甜美及表情不自然等；下面部存在下颏过尖、耳前及下颌角区软组织隆起，整体比例不和谐。45°和90°观，颈颏夹角变大（大于90°），面颊下和耳后颈颌夹角变大或消失，呈现下颌缘和下颌角的110°夹角模糊或消失、面部无立体感和面部拉长，以致表情不自然。对于年龄偏大、皮肤松垂明显的求美者，饱满度不能很好地恢复，局部衰老的症状不能得到改善，此外还存在皱纹和皮肤外观得不到较好的改善的问题。另外，材料的运用对术后效果和维持时间的长短也是非常关键的。

③ 如果只填充而不埋线会怎么样

（1）改变衰老症状的五官变化，只能使面部局部年轻化，结果全面部协调性减弱，可能中面部呈年轻状态，下面部衰老状态更加明显。

（2）改变面部凹陷阴影面，只能让中老年人的面部臃肿化，失去了年轻时的样子，变成了另外一张脸。

（3）改变面部下 1/3 软组织容量，虽然解决了脸型的一些问题，但是"三八线"这个重要的衰老迹象没有解决，看上去上大、下小、中间老。

（4）改变皮肤肤质，皮肤再有光泽、白皙，对脸型的改变也没有实质作用。

④ 面部提升技术有哪些

（1）视觉性提升。

填充方式：面部填充如使用玻尿酸、脂肪、童颜针，以及自体血清、埋线、肉毒毒素等。

消融方式：使用溶脂针、光纤溶脂等。

仪器方式：应用超声刀、热玛吉、深蓝射频、黄金微针等。

（2）软组织错位：微创提升、线材提拉、内镜除皱、小切口除皱、传统手术拉皮等。

⑤　常用的充填剂有哪些

如今,应用注射剂(代表产品为肉毒毒素)和充填剂(代表产品为玻尿酸) 是消除面部皱纹的常见治疗方法。然而不同于注射剂,例如和暂时麻痹活性肌肉的注射剂 (以肉毒毒素为例) 相比较,充填剂主要通过增大问题区域容积以抬起和软化外观皱纹。可注射填料可用于丰满唇部,增强面部的凹陷区域,减轻细纹和皱纹,并改善沉积的瘢痕的外观。充填剂对于那些不想选择创伤性手术又有美容需求的人士来说是很好的选择。充填剂的理想应用者通常是身体健康,不吸烟,并且对其手术结果是了解的。重要的是,求美者知道对于他们来说什么填充物可以用和不能用,所以他们完全知道结果。例如,填充物不能实现与整形或前额提升相同的结果。目前市场上有许多不同的填料。在 笔 者 的 实 践 中, 选 择 包 括 Juvederm®、Restylane®、Perlane®、Belotero®、Bellafill® 和 Radiesse®, 还 有 韩 国产品艾莉薇、国产的双美胶原蛋白等。

Juvederm® (乔雅登,美国艾尔建公司产品)、Restylane® (瑞蓝, 瑞 典 Q-Med AB 公 司)、Perlane®、Voluma® 和 Belotero® 是玻尿酸充填剂,玻尿酸是在体内天然存在的物质。Radiesse® (微晶瓷, 美国产品) 不是一种玻尿酸充填剂,主要成分是羟基磷灰石,是用于人体通过自身的炎症过程来 "创造" 体积, 达到填充的目的。Bellafill® 是

一种永久性填料。因为可注射充填剂是微创的，所以治疗不涉及瘢痕。需要提醒大家的是，目前市场上的假货非常非常多！做治疗建议找有整形资质的专业医师更合适，切不可到美容院去做。

笔者在治疗中也提供脂肪移植注射作为一种选择。对于这种技术，脂肪可以从求美者自己身体上的另一位置抽取以用作天然填充物，具有自身组织相容性好、没有排斥反应、效果自然的特点。如果求美者在身体的另一位置具有大量脂肪，可以对其进行抽脂。当然，这对医师来说增加了工作量和手术难度，求美者也需要支付额外的费用。

当求美者需要注射充填剂治疗时，笔者将首先评估其面部结构和肤色，尤其是面部的轮廓线，以获得充填剂放置位置的更好感觉，然后将充填剂注入指定区域。大多数求美者能够忍受注射的轻微疼痛不适，虽然有些人要求事先应用局部表面麻醉剂。整个注射过程需要 15 分钟到 1小时，这取决于需要治疗区域的数量。

⑥ 脂肪移植中脂肪颗粒是怎样划分的

（1）大颗粒脂肪：用 3mm 管径，侧孔 2mm×7mm高负压抽取，盐水冲洗后 0.5mm 孔径尼龙网过滤后使用。

（2）微颗粒脂肪：用 3mm 管径，锐性侧孔 1mm 高负压抽取，盐水冲洗后 0.5mm 孔径尼龙网过滤后使用。

（3）纳米脂肪：冲洗后用 10ml 注射器接转接器 30

次乳化处理，呈现白色，用尼龙网过滤后就是纳米脂肪，用 27G 锐针皮内或皮下注射，注射后皮肤呈现微黄，很快消失，效果在 4 ~ 6 个月后显现。使用时多采用联合注射，23G 针注射微颗粒脂肪，27G 锐针注射纳米脂肪。

纳米脂肪：①纳米脂肪是提纯的干细胞，来源于间充质血管；②用于浅层，如皮肤皱纹、瘢痕，下眼睑的黑眼圈；③临床效果在术后 4 ~ 6 个月以后表现出来。

7 整张脸反复做，皮下以后会是瘢痕吗

我们皮下形成的胶原纤维，经过一定时间都会软化，所以在软化的胶原组织上再做抗衰老治疗是不受影响的，做线的也可以反复做，比如过两年左右再做一次倒钩线或者是一年左右再做一次平滑线都可以。

8 玻尿酸、肉毒毒素、线雕哪个先做？间隔时间多久

玻尿酸、肉毒毒素和线雕是可以同一天进行的。很多医院都是做一个打包，比如先做一个全面部的保妥适，再做线雕，做完线雕之后，看哪些位置出现凹陷或者是哪些位置还有软组织不足，然后填充玻尿酸。根据情况也可以把线雕与玻尿酸分开，等线雕消肿之后再做，这两种情况效果相差不是很大。

⑨ 做完线雕可以打水光针吗

做完线雕只要消肿之后，5 ~ 7 天就可以打水光针，而且能让效果更佳，甚至是"一加一大于二"。

⑩ 什么是超声刀

超声刀是抗衰老、逆龄仪器，利用声波高能聚焦原理，将超声波热能传导到 SMAS 筋膜层，诱导深层胶原蛋白再生，一次治疗即可达到提升、紧致、除皱、塑形等逆龄化效果，作用持续期长达 3 ~ 5 年。超声刀全称高强度聚焦超声波（high intensity focused ultrasound，HIFU）。

⑪ 超声刀有哪些优势

超声刀是利用超声聚焦原理将能量穿透至皮下 3 ~ 4.5mm，也就是 SMAS 筋膜层，产生热凝固，由此起到提拉紧致的作用，达到筋膜悬吊拉皮的效果，再由深至浅改善皮肤皮下结构，令老化的胶原蛋白收缩，并刺激胶原蛋白增生和重组，使皮肤恢复弹性。

（1）非侵入式治疗：不损伤表皮，治疗舒适，无创，无须恢复，为真正的午餐式美容。

（2）深层次：是唯一可达到皮下 3 ~ 4.5mm 深至 SMAS 筋膜层提拉紧致的仪器。

（3）高热量：65℃为最佳胶原蛋白变性温度，可最

有效地刺激胶原蛋白新生。

（4）一次治疗效果显著，效果可维持 3 ～ 5 年。

（5）术后即刻看到拉提、紧致、嫩肤效果。

12 超声刀安全吗

超声刀自 20 世纪 40 年代开始发展，90 年代初开始商用，广泛应用于医学影像检查和治疗上，并先后获得了欧盟 CE、美国 FDA 等机构的认可，目前在国内已开展十余万例，证实绝对安全，效果也非常理想。

13 SMAS 筋膜层老化是怎么回事

如果我们把面部肌肤比作一栋房子，筋膜层就是支撑楼房的地基，筋膜韧带就像一根根柱子，一旦地基不够稳固，出现移位，楼房也将随之倒塌。同理，皮肤筋膜如果老化，失去支撑力，皱纹、松垮也就随之而来。筋膜层作为支撑面部轮廓的支柱，是皮肤弹韧紧致的根基，因而皮肤下垂老化的关键原因在于筋膜层老化。想要提升年轻轮廓，唯一的办法是拉紧皮下小于 4.5mm 的筋膜层，非手术中只有超声刀能做到。

14 超声刀作用的原理是什么

利用声波高能聚焦原理，将能量聚焦在一个点（1.5mm、3mm、4.5mm）上，迅速穿透表皮层、脂肪层、

SMAS 筋膜层，在筋膜层形成网状的凝结点，刺激肌肉组织收缩紧致、胶原弹性纤维再生，达到层层提拉、层层收紧的目的，不开刀，不手术，一般不红不肿，没有恢复期，不影响生活（图 7-1，图 7-2）。

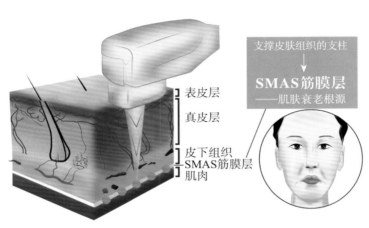

图7-1 超声刀

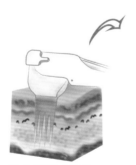

以分段形式发放HIFU
至3～4.5mm指定深度

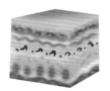

目标组织受热至
60～70℃形成热凝点

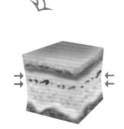

热凝点发生变性作用，目标
组织收紧及刺激胶原再生

图7-2 超声刀治疗原理

15 **超声刀一次全面部治疗要多久？治疗后多久开始出现效果**

三个探头各需要作用 20 分钟，总过程为 1 小时左右。

皮肤紧致效果在使用后即刻见效，2 ～ 3 周后皮肤慢慢开始富有弹性，使用 1 个月即可出现明显效果，使用 2 个月后效果最大化，6 个月后基本定型。

16 **超声刀治疗效果可持续多久**

一般来说，一次治疗即可保持 3 ～ 5 年的效果，但为了保证效果的持续性、稳定性、理想性，最好一年治疗 1 次。

17 **超声刀治疗后应注意什么**

（1）治疗后的轻微泛红水肿为正常现象，通常可在治疗后数小时内缓解。

（2）治疗后应使用冷水与温和清洁用品清洁治疗区域。若肌肤仍处于泛红状态，切忌触碰热水以免刺激，直到泛红情况缓解。

（3）治疗后至少 1 周内，切忌在治疗区域进行任何去角质动作。如果出现过敏反应也勿去角质，直至该处过敏缓解。

（4）治疗后可立即上妆（以矿物质彩妆为优）。

（5）治疗后可使用舒缓、无刺激性的乳霜或保养品。

（6）如需外出接触阳光，使用 SPF 30 及以上的防晒乳以避免日照伤害。

⑱　如何选择超声刀、热玛吉和埋线提拉

超声刀治疗层次可达真皮层、皮下脂肪层、SMAS 筋膜层，可以改善不同层次全面部的衰老问题，风险很低，是安全的抗衰方法，根据不同个体的情况能维持 1 ~ 3 年（基底状况越好，维持的时间越久）。

埋线提拉偏重于定向提拉，有紧致提升作用。埋线提拉技术是用手法或器械，将不同规格、不同材料的可吸收线埋在真皮层或者皮下，起到即时提拉作用和后期刺激胶原再生的作用。埋线之前医师会做术前设计，哪里下垂就拉哪里，它起到的是定向提拉作用。

温馨提醒：在 6 ~ 12 个月内，超声刀操作与埋线不能同时进行。做完超声刀后再做埋线提拉会加大治疗难度，效果会弱化；埋线后再进行超声刀治疗，很容易造成烫伤（线的热量吸收率高于周围组织）。

超声刀属于聚焦超声技术，在真皮深层 4.5mm 和浅层 3mm 打出一排排胶原新生点。轻微的损伤促进胶原新生。而表皮又无创，效果较缓慢，在治疗结束后的 3 个月内产生新胶原蛋白而发挥紧致效果（仅仅有紧致效果）。

热玛吉是利用射频技术在皮下将瞬间热能转化为 II 型胶原新生的动力，对紧致也有帮助。

这两种设备在无创条件下能达到的紧致效果还是被认可的。而明显有松弛下垂的人群，如果对自己需要改善的要求很高，可能会有些失望。

那么哪个效果好呢？答案是没有哪个项目是完美的，只有适合不适合的说法。早期状态好的时候可以做无创的超声刀、热玛吉来保持；松弛下垂的时候建议应用复合埋线提拉法。很多做完超声刀的求美者问多久后可以埋线，答案是至少等 3 个月。那么做完埋线多久可以做超声刀呢？建议是在半年以后，否则超声刀能量会造成线材的加快溶解吸收。

总的来说超声刀是整体的抗衰老、抗皱，但想要达到小 V 脸，还是得做埋线提拉。简单来说就是哪里下垂拉哪里，它起到的是定向提拉作用，比超声刀更有针对性。

⑲ 超声刀的治疗功效有哪些

超声刀能消除额头、眼睛、嘴唇四周的皱纹，有提拉收紧两颊皮肤、提升眼周线条、改善下巴皱纹、防止颈部皮肤老化、减少木偶纹、改善皮肤肤质、增加皮肤弹性的作用。

⑳ 正版超声刀长什么样

正版超声刀外观如图 7-3 所示。

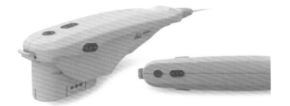

A

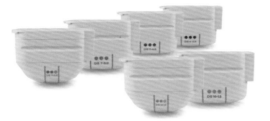

B

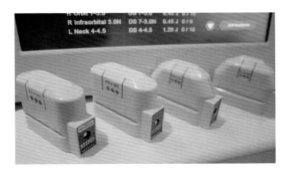

C

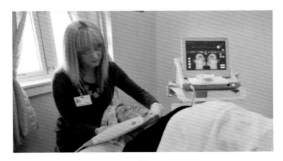

D

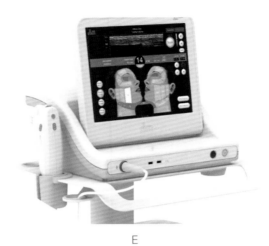

E

图7-3　正版超声刀外观

A. 治疗手柄　B、C. 治疗头

D. 治疗操作中　E. 超声刀控制面板

㉑　超声刀的温度是多少？可起到什么样的效果

超声刀在皮下产生 60 ～ 70℃的高温，能确实有效地刺激胶原蛋白收缩和增生，不伤害表皮组织，达到良好的除皱和紧致提升效果。

㉒　超声刀做完可以化妆吗？打完水光针可以做超声刀吗

超声刀做完可以化妆，但要注意护肤。打完水光针可以做超声刀，但一般建议 15 天以后再做。

㉓ 超声刀能改善哪些面部问题

（1）改善面部细纹、松弛，颏颈角不明显及眼角下垂等问题。

（2）收紧前额的皮肤组织，提升眼眉线条。

（3）消除眼睛、额头周围的皱纹。

（4）收缩毛孔和粉刺瘢痕。

（5）去除双下巴，改善下巴线条。

（6）改善鼻唇褶皱，去除八字纹。

（7）去除颈部皱纹，防止颈部皮肤老化。

（8）收紧和提升面颊皮肤，使面部轮廓清晰。

（9）改善皮肤肤质、肤色、弹性。

㉔ 超声刀痛吗

超声刀的确会让人产生一定的不适感，但是疼痛感是因人而异的。在医师良好的控制之下，可以使用任何麻醉方式，包括麻醉药膏外敷、局部麻醉药注射。绝大多数的人表示做完超声刀痛感十分微弱。

㉕ 哪些人不适合做超声刀

事实上，目前没有哪种医学美容技术是适合所有人的，超声刀也是如此。年龄超过 70 岁、皮肤严重松弛者，不适合做超声刀，这类人群更需要重塑骨骼支撑结构；怀孕女性及严重心脏病、糖尿病患者也不适合做超声刀。

26 超声刀治疗后不再做会反弹吗

不会发生这种情况。刚做完超声刀的即时效果只有 40% 左右，皱纹还未完全淡化。随着时间的推移，胶原蛋白持续新生，皮肤会逐渐变得细嫩饱满，在疗程期内通过适当的保养及良好的生活习惯的保持，效果会稳定地维持，一般是 3 ~ 5 年，甚至更长。过了疗程期皮肤会渐渐恢复至自然的衰老程度。多次治疗效果比单次治疗效果持久稳定。

27 超声刀治疗会导致面部僵硬吗

超声刀不同于注射等微整形项目，就像传统的拉皮手术，它是在皮肤的原始状态下进行 SMAS 筋膜层的提升与收紧，操作医师根据各人面部轮廓特点设计适合的治疗方案，治疗精准不伤及周边其他组织，更不会影响表情肌的运动，是非常安全的。

28 做埋线提拉的同时可以做其他项目吗

做埋线提拉的同时可以在额头、下巴、苹果肌等部位填充玻尿酸或自体脂肪，让面部更具立体感。同样，咬肌发达的可以同时注射肉毒毒素来达到瘦脸效果，这些是可以同时做的。

㉙ 埋线后能做超声刀吗

埋线提拉的作用层次与超声刀接近，均为真皮深层及皮下浅层，功能上有重复，侧重点又有所区别，超声刀以全面部紧致皮肤见长，埋线则偏重于定向的提升。

做过超声刀的求美者再行埋线提拉时可明显感觉到组织质地变硬，进针困难，求美者疼痛度增加，治疗效果较未经超声刀治疗的求美者偏弱，倒也无大碍。

而埋线后再进行超声刀治疗，由于线的热量吸收率高于周围组织，很容易造成严重的烫伤，因此曾经进行埋线治疗的求美者，至少在半年内不应进行超声刀治疗；半年后要进行治疗，应判断线的吸收情况，无法判断时应先从最小能量试探，切勿直接使用正常标准。

㉚ 超声刀拉皮可带来什么改变

（1）瞬间抚平皱纹：消除额纹、眼纹、鼻唇沟、嘴角纹，淡化颈纹，防止颈部老化。

（2）提升下垂组织：收紧眼袋、双下巴、松弛脸颊、下垂眼角，提升眼眉线条。

（3）重塑年轻轮廓：提拉松弛部位，去除面部多余脂肪，使线条柔顺，重塑立体紧致 V 脸。

（4）恢复肌肤弹性：刺激胶原蛋白重组和新生，令肌肤细致光泽、有弹性。

31 目前注射整形用的正规玻尿酸有哪些

目前，组织充填类产品玻尿酸主要有：国产的海薇、润百颜、爱芙莱、法思丽、舒颜、欣菲聆（馨菲乐），进口的瑞蓝、伊婉、乔雅登、艾莉薇。

32 何时需要玻尿酸？怎样选择玻尿酸

先做一下选择题：

1）你的额头是否平整饱满、无凹陷？

有不平整或者凹陷：0 分；额头平整饱满：15 分。

2）你的太阳穴是否平整，且无凹陷？

有凹陷：0 分；无凹陷：15 分。

3）你属于塌鼻梁或者鼻子不够翘挺吗？

是：0 分；不是：10 分。

4）你的眼睛下方是否有泪沟？

有：0 分；没有：15 分。

5）你的苹果肌部位属于饱满、平坦还是凹陷？

很饱满：0 分；苹果肌平坦或者凹陷：15 分。

6）你的泪沟容易让人看出来吗？

容易：0 分；不容易：10 分。

7）你的嘴唇饱满吗？

过薄：0 分；饱满：10 分。

8）你的下巴是否轮廓有致且突出？

不是：0 分；是：10 分。

注意：0 ~ 30 分，说明你的颜值亮起了红灯，急需玻尿酸拯救了；30 ~ 75 分，说明你只有小小的缺陷，玻尿酸微调一下，很快就成女神了；75 ~ 100 分，说明你的小脸非常完美。

面对琳琅满目的玻尿酸该如何选择呢？首先要根据医师的建议和自己的预算综合考虑，还要确定是长期打下去呢还是试验一次而已，因为不同的品牌、同一品牌的不同型号都会有不同的功效，比如分子量较大的一般都有很好的支撑作用，而分子量较小的注射后很容易展平。如果要坚持注射玻尿酸的话最好选择同一品牌，这样会减少并发症的发生。

㉝ 作为充填剂的玻尿酸的用途有哪些

玻尿酸是人体本来就有的，正常人体含有 15g 左右，它能够结合大量水分子形成 500 倍的体积膨胀，是天然的锁水因子，正确使用时它的安全性是确定的，而且注射的玻尿酸会在 1 年左右被吸收，不会长期存留体内以至于产生异物反应。有的人注射后会有类似过敏反应的情况，可能是交联剂的作用，发生率很低，一般对症和抗过敏处理就好了。

34 中国大陆常见的玻尿酸品牌有哪些

中国大陆常见的玻尿酸品牌见图 7-4 ~ 图 7-13。

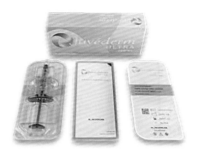

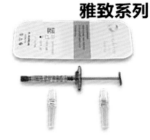

- 一本未开封的紫色边框说明书
- 两支独立封装的含有0.8ml玻尿酸凝胶的Juvéderm® Ultra

每一支的独立包装里含有：
- 一支装有玻尿酸凝胶的注射器
- 两个30G的针头
- 粘贴在包装盒内的标签

A

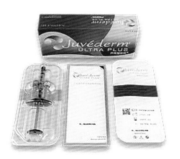

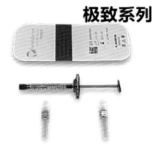

- 一本未开封的黄色边框说明书
- 两支独立封装的含有0.8ml玻尿酸凝胶的Juvéderm® Ultra Plus

每一支的独立包装里含有：
- 一支装有玻尿酸凝胶的注射器
- 两个27G的针头
- 粘贴在包装盒内的标签

B

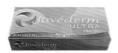

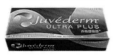

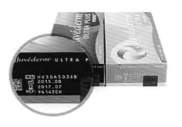

包装盒的颜色：淡紫色和紫色
含有中文标签：乔雅登®雅致™和乔雅登极致®
ALLERGAN镭射激光：在光线下可变

产品一侧按照顺序分别为：
批号，生产年月，有效期，产品代码

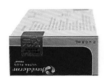
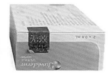

两侧都有防伪标识：
撕开则显示"无效"字样

◀已撕开的标签显示了无效字样

C

图7-4　乔雅登的规格与包装

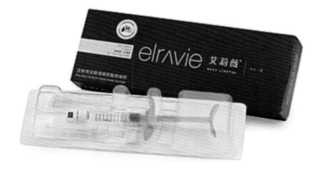

图7-5　艾莉薇

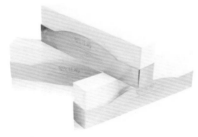

图7-6　欣菲聆

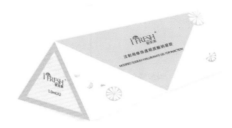

图7-7　爱芙莱

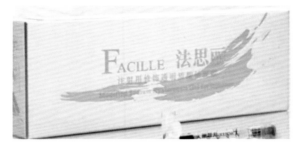

图7-8　法思丽

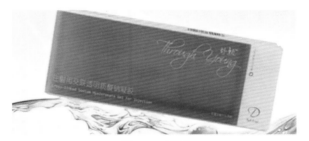

图7-9　舒颜

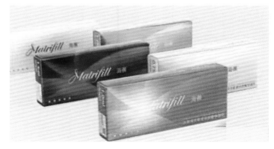

图7-10　海薇

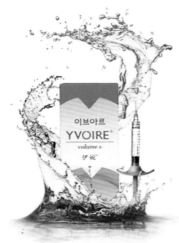

[产品名称]
注射用修饰透明质酸钠凝胶
[型号]
YVOIRE®伊婉® volume s
[成分]
注射用修饰透明质酸钠凝胶 22 mg/ml
[颗粒平均粒径]
870 μm
[交联游离比]
83% : 17%
[适应证]
面部皮肤真皮深层至皮下组织层注射，以纠正重度鼻唇沟皱纹，通常用于面部塑形和除皱
[贮藏条件]
于密闭容器中2~25℃避光保存
[有效期]
24个月
[规格]
1.预充式注射器：1.0 ml/支
2.配备27G双注射针头
[产品注册号]
国食药监械(进)字2014第3461856号

FDA ad·m KFDA CE 0120 CFDA

A

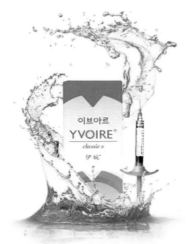

[产品名称]
注射用修饰透明质酸钠凝胶
[型号]
YVOIRE®伊婉® classic s
[成分]
注射用修饰透明质酸钠凝胶 22 mg/ml
[颗粒平均粒径]
400μm
[交联游离比]
75% : 25%
[适应证]
面部皮肤真皮组织中层至深层注射，以纠正中重度鼻唇部皱纹，通常用于面部除皱和塑形
[贮藏条件]
于密闭容器中2~25℃避光保存
[有效期]
24个月
[规格]
1.预充式注射器：1.0 ml/支
2.配备27G和30G注射针头
[产品注册号]
国食药监械(进)字2013第462573号(进)

FDA ad·m KFDA CE 0120 CFDA

B

图7-11　伊婉的规格与包装

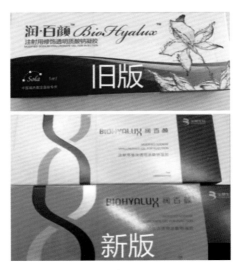

A

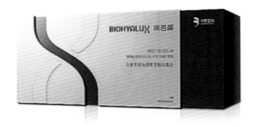

黑金装:
1/1.5/2ml

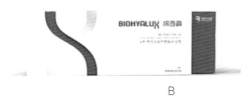

白紫装:
0.75/1ml

B

图7-12　润百颜的规格与包装

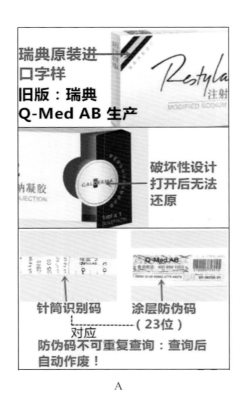

A

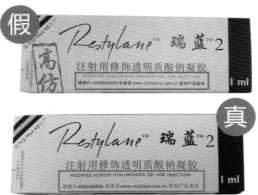

B

图7-13　瑞蓝的包装与真假瑞蓝2的区别

㉟ 注射玻尿酸有风险吗？怎样延长玻尿酸的效果

如果是技术水平有限的非专业医师注射，打进血管里会造成血液局部栓塞，也会有双侧不对称等治疗风险，所以一定要选择有专业资质的正规机构和有经验的医师注射。

影响玻尿酸吸收快慢的因素很多，只要多加注意，就可以维持更长的时间。

（1）个体条件：包括胖瘦、年龄等都能影响玻尿酸的代谢速度。体型偏瘦的人玻尿酸代谢较快。不同年龄、不同部位的玻尿酸代谢速度也不一样，年龄越大，皮肤中玻尿酸含量越低，代谢越快。

（2）注射玻尿酸的次数：次数也影响代谢速度，第一次注射代谢率普遍较高。玻尿酸更多的是充当皮肤锁水因子，第一次注射皮肤细胞对异物吸收都较快，之后肌肤变得水嫩，再次补针后吸收减缓，最终维持更长时间。

（3）个人习惯：熬夜、喝酒会导致玻尿酸加速吸收。熬夜会引起皮肤缺水，玻尿酸被大量吸收；喝酒会加速血液循环，玻尿酸因此流失得更快。

（4）注射部位与表情活跃度：像鼻、下巴等部位，由于肌肉动作少，玻尿酸保持的时间相对较长；鼻唇沟、苹果肌和嘴唇是面部经常活动的区域，玻尿酸吸收速度会相对较快。

（5）玻尿酸品种与质量不同，吸收和代谢速度也不同。

36 玻尿酸能口服吗？什么情况下不能打玻尿酸

玻尿酸原本就存在于人体的皮肤组织中，它包含在真皮的胶原纤维中（图7-14）。它实际上是一种多糖（图7-15），最大的作用就是帮助保留水分，使肌肤饱满、富有弹性。

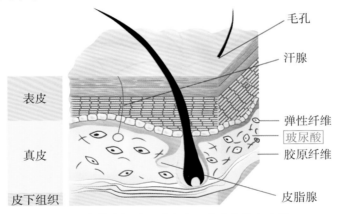

图7-14 身体中的玻尿酸存在于皮肤中的真皮层

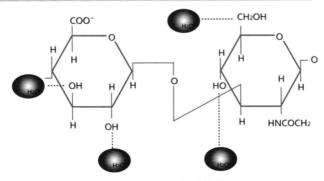

图7-15 玻尿酸化学结构

如此强大的保湿功能，使得玻尿酸成为护肤品界的宠儿。不少护肤品中都添加了玻尿酸，可以起到一定的保湿补水作用。但由于只是涂抹在皮肤表面，因此效果和维持的时间都有限，发挥的也大多是简单的保湿作用，想用此方式来除皱恐怕效果甚微。但玻尿酸若是通过口服的话，恐怕效果就更加让人失望了。因为当玻尿酸进入消化系统，就跟其他多糖一样被降解，所以说想通过口服玻尿酸美容，基本上是不可能的。至于市面上目前热销的相关玻尿酸口服产品，都以"能作用直达皮肤表层"为卖点，但到底有没有效果就不作评价了。

玻尿酸主要是针对静态性皱纹，但在去除动态性皱纹上，肉毒毒素的效果是无法替代的。同时，玻尿酸也只是针对比较小的皱纹和凹陷，如果是大范围的、严重的皱纹和松弛，那还是建议用自体脂肪注射或手术方式。因为这种情况已经超出了玻尿酸的使用适应证，手术效果可能难以保证，并且所需的经济成本巨大。

37　玻尿酸外用，皮肤究竟能吸收多少？该不该为新概念买单

什么样的人需要吸收？当然是皮肤缺水的人。但是，怎么样才算缺水？含水量、含油量低于多少才算缺水？

这些问题一直都没有人能够科学地回答我们。小分子原液确实可以提高玻尿酸的吸收效率，但是提升可能没有

我们想象的那么大。虽然现在产品技术水平提高，小分子原液的出厂价不像原来那么高，但比起大分子仍然属于奢侈品。而究竟能提高多少？皮肤实际又能吸收多少？我们并不知道。

在护肤这条路上，我们一直在为新概念买单。比如，两个价格相同的，A产品提升的吸收率是0.1%，B产品提升的吸收率是3%，你不能说A就是不好的，而且护肤品效果因人而异，目前只要是在安全的前提下，量力而行就可以了。

38 肉毒毒素的注射原理是什么

肉毒毒素是一种神经传导阻断剂，能够阻断神经与肌肉间的联系，注射后的肌肉会放松，所以可以用来治疗过度活跃的咬肌，修饰大饼脸或者淡化表情皱纹；也可以注射在腿部，使腿部肌肉缩小，具有细腿的功能。肉毒毒素要起到不同的作用，需要专业医师用不同的手法来注射。

39 肉毒毒素注射的绝对禁忌证和相对禁忌证各有哪些

（1）肉毒毒素注射的绝对禁忌证：包括注射部位感染、过敏体质或对本品过敏者。

（2）肉毒毒素注射的相对禁忌证。

1）心理期望值过高的求美者。

2）靠面容维持生计的求美者（如演员）。

3）重症肌无力、Eaton-Lambert 综合征等神经肌肉疾病患者。

4）正在服用与本品存在相互作用的药物的患者，如氨基糖苷类抗生素、青霉胺、奎宁及钙拮抗剂等。

5）孕妇及哺乳期妇女。

40　A 型肉毒毒素的全球美学共识是什么

A 型肉毒毒素注射是目前全球范围内应用最广泛的美容手段，具有很好的效果及顾客满意度，肉毒毒素的应用囊括上面部、中面部、下面部及颈部。使用肉毒毒素及充填剂经典的例子是用于松弛上面部、填充中面部、松弛及填充下面部。适当的求美者评估和对面部老化病因学的了解，促使肉毒毒素联合充填剂在面部老化问题上的应用。肌肉之所以成为消除、减轻皱纹的目标，是因为它们的过度收缩是老化过程中外观变化的主要原因，而通过充填剂恢复面部容积的流失同样重要。

41　全球美学小组对面部及颈部 A 型肉毒毒素注射的建议是什么

（1）对求美者进行个体化、综合性的评估，制订治疗方案。

（2）只有当目标肌肉是解决面部失调的主要途径时，

才选择单独肉毒毒素注射治疗。

（3）分析目标肌肉与邻近肌肉、软硬组织间的关系。

（4）低剂量注射应用于上面部及下面部的某些部位。

（5）某些限制注射深度和程度的部位采用皮内注射。

（6）面部可以更多地采用联合肉毒毒素和充填剂的方式。

㊷　肉毒毒素注射的适宜部位有哪些

肉毒毒素是一种从生物中提取出来的毒素，主要用于除皱。只要肉毒毒素的使用量不超标，并正确使用，一般就不会造成危险，而且肉毒毒素注射后，除皱效果比较好。那么肉毒毒素注射的适宜部位有哪些呢？

注射美容专家指出，肉毒毒素的使用对于不同部位，达到的效果是不一样的，以下是统计出来的几个适宜注射部位。

（1）抬头纹：抬头纹是横向纹，一般在前额部注射 10 ~ 12 个点，每个点注射 2.5 ~ 5U，总共 25 ~ 60U。要注意注射点需离开眉上 1 ~ 2cm 以上；如果肉毒毒素注射除皱点太低，会发生眼睑下垂的并发症。

（2）鱼尾纹：鱼尾纹由眼轮匝肌的外侧缘肌肉收缩引起。一般在眼眶外侧各注射 3 个点，共 6 个点，每个点注射 2.5 ~ 5U。鱼尾纹注射时，双侧的点一定要对称，肉毒毒素注射除皱的剂量要一样多，否则当两侧肌肉松弛情况不一致时，会发生复视。

（3）眉间纹：眉间纹是纵行纹，由额肌、降眉肌和眼轮匝肌的内侧缘肌肉收缩引起。在治疗时一般注射 4 ～ 5 个点，每个点注射 2.5 ～ 5U，总共 10 ～ 25U。注射眉间纹也要离眉头远一些，否则会引起眼睑下垂的并发症。

（4）颈阔肌纹：颈阔肌纹因为有些像火鸡脖子，故俗称"火鸡脖"，常发生于老年女性，即颈前部有 1 ～ 2 道纵行的索状条纹。化学剥脱术、皮肤磨削术、激光重塑术都不适用于颈部，因为颈部下面是气管与食管，不好操作。如果采用软组织充填术，则越遮越丑，变成大粗脖子。只有采用 A 型肉毒毒素注射除皱治疗使颈阔肌放松，皱纹消失。一般在颏下、颈前注射 5 ～ 6 个点，每个点注射 5U，总共 25 ～ 30U。

㊸ 打完肉毒毒素会有什么感觉？多久能看到效果

打瘦脸针（给咬肌注射肉毒毒素可使脸变瘦，故称瘦脸针），1 周内会感觉两颊酸酸的，就像连续吹了 20 个气球一样，咬东西也没什么力气，但 1 周后你就会习惯了，因为两颊咬肌比较发达，通常看到脸瘦下去要 2 ～ 4 周。

44 肉毒毒素注射安全吗

用于整形的肉毒毒素比起其致死用量，稀释了 40 万倍。对于其安全性，不少医师表示，肉毒毒素在美容方面的运用非常微量，不会对人体造成影响，相对于其他除皱产品，它的作用和安全性是无可替代的，是目前去除动力性皱纹最好的方法。

45 涂抹高级护肤产品能取代注射除皱吗

随着年龄增长，皮肤里的胶原蛋白、水分含量会渐渐流失，皮下脂肪也会萎缩下垂，造成皮肤松弛和老化，形成皮肤表面上的凹陷，就会产生皱纹。

皱纹是日积月累的阳光伤害和皮肤的天然支撑结构不可避免的弱化造成的，与皮肤干燥引起的浅表性细纹完全不同。后者可以用保湿品来缓解，但不管添加的是什么成分，也不管宣称有多么神奇，任何保养品都无法替代整形医师的注射除皱及其他操作和皮肤科医师的帮助。

46 目前肉毒毒素品种有哪些？怎样避免用到假的肉毒毒素

中国大陆目前只有两个合法品牌的肉毒毒素在使用，进口的保妥适和国产的衡力。不管哪一家的肉毒毒素，其实里面装的东西都一样，唯一不同的就是纯度，纯度越高，打入人体越不会产生抗体；一旦打入的肉毒毒素不够纯，身体会产生抗体来对抗它，久而久之就会越打越多、越打越没效、越打维持时间越短。纯度高的肉毒毒素不容易让身体产生抗体，所以会越打越少、越打维持时间越长。这里建议选择正规医院及专家。

如何避免用到假的肉毒毒素呢？首先，到正规机构治疗，不要到没有医疗资质的美容院治疗，因为正规医院的药品进货有严格的流程制度和渠道保障，保证所使用药品的真实性。其次，看价格，价格要公道，而不是图便宜。如果一支肉毒毒素只需 500 元，一支玻尿酸只要 1000 元，可以肯定这不是正规药品的报价。从药品外观上也可以初步辨别真伪（图 7-16，图 7-17）。

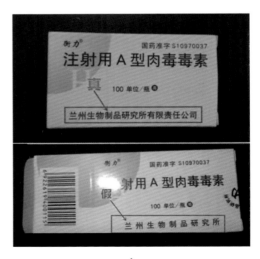

A

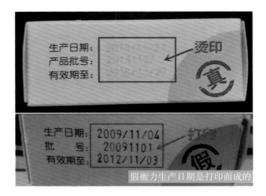

B

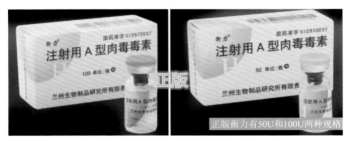

C

图7-16 真假衡力的辨别

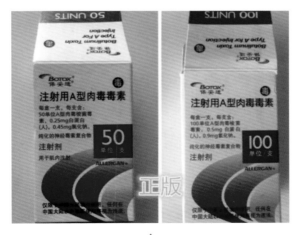

A

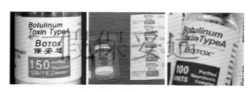

- 产品包装粗糙
- 产品标识和信息不全
- 细长的瓶子
- 非紫色的瓶盖
- 白色块状物及粉末
- 非正常规格（150U）

B

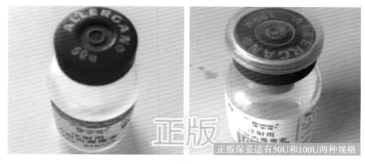

正版保妥适有50U和100U两种规格

C

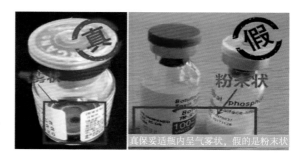

真保妥适瓶内呈气雾状，假的是粉末状

D

图7-17 真假保妥适的辨别

47 **打肉毒毒素有哪些风险？会不会出现淤青、表情僵硬**

打肉毒毒素出现淤青和血肿的概率是非常小的，但是也有，多数是由于患者存在凝血障碍。月经期由于凝血机制的问题会大大增加淤青的概率，所以微整形注射应尽量避开月经期。如果注射医师技术水平较差，出现双侧不对称、表情僵硬等情况也是有的。

如果有过敏史，肉毒毒素就一定不能用，因为肉毒毒素过敏性死亡的案例已有发生。因此对蛋白类食物过敏者要小心，必要时可做皮试检查者看是否过敏。此外，患有重症肌无力等疾病者也不能注射。

肉毒毒素并发症有注射部位青紫、水肿、疼痛、麻木，以及全身发热、无力、食欲欠佳、头痛头晕、表情僵硬、双目复视、吞咽和呼吸困难等；偶见注射部位白斑、皮肤肉芽肿和肌肉异常凸起。

48 打了肉毒毒素能怀孕吗

肉毒毒素是否会影响胎儿的正常发育目前还没有定论，因此笔者建议打完肉毒毒素 6 个月之内还是要严格避孕。尽管到目前还没有肉毒毒素导致胎儿畸形的案例发生，但一定要在相对安全的 6 个月之后再怀孕，因为任何药物都不会用怀有身孕的女人来做临床试验。到底有没有影响、有多大影响，只能通过大量的临床资料慢慢总结。目前的相对安全期只是根据肉毒毒素在体内代谢的过程推断的。

49 PRP 是什么？埋线结合 PRP 效果怎样

PRP 是 英 文 "platelet-rich plasma" 的 缩 写， 即

指"富血小板血浆"。正常人全血的血小板浓度一般为（100 ~ 300）×10⁹/L，通过特殊离心技术将血小板浓度提高到全血浓度的 3 倍以上的血浆，就叫"富血小板血浆"。这项美容疗法的原理是：先从手臂上抽出自身的血液，利用专用的离心装置和机器进行分离，从而将血液中的血小板层分离出来，而富含血小板的纤维蛋白矩阵正是能够刺激组织再生的生长因子，再把 PRP 注射到皮肤表面，就能刺激新的皮肤细胞的生长了（图 7–18）。契尔氏皮肤病专家委员会认证的皮肤科专家 Adam Geyer 博士这么解释。而相比于肉毒毒素等其他注射疗法，它更"自然"，更"原生态"，更 Q 弹水嫩。

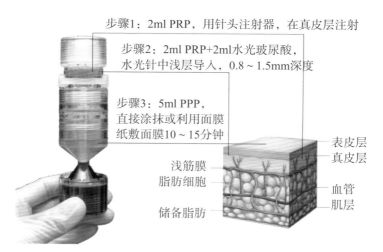

步骤1：2ml PRP，用针头注射器，在真皮层注射
步骤2：2ml PRP+2ml水光玻尿酸，水光针中浅层导入，0.8 ~ 1.5mm深度
步骤3：5ml PPP，直接涂抹或利用面膜纸敷面膜10 ~ 15分钟

浅筋膜
脂肪细胞
储备脂肪

表皮层
真皮层
血管
肌层

图7–18　PRP用量及步骤

　　市面上很多打着 PRP 的旗号，实际上做的是 PPP 的治疗。PPP 是全血经过离心后的上清液（学名"贫血小板

血浆"，俗称"自体血清"），而 PPP 是不富含血小板的，所以治疗效果远远达不到广告所吹嘘者（图 7-19）。

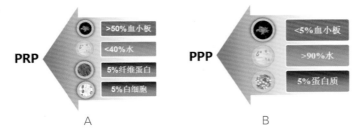

图7-19　PRP与PPP在组成成分上存在根本性的区别

PRP 结合线雕是抗衰老手段的新趋势，面部轮廓修正后，皮肤的色斑、暗沉、皱褶等问题可以通过 PRP 自身修复来解决，效果更自然，过程也更安全。

㊿ PRP 制备管长得啥样

PRP 制备管的外观及分类比较见图 7-20、图 7-21 和表 7-1。衡量 PRP 提取制备好与坏的三个重要指标是血小板回收率、制备过程便捷性和制备过程无菌性。

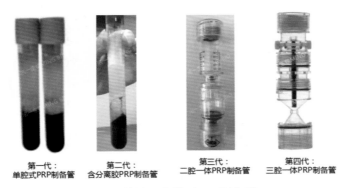

图7-20　世界四大类型PRP制备管

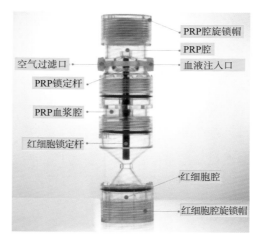

图7-21　第四代三腔一体PRP制备管

表7-1　PRP制备管的分类比较

性能	单腔式 PRP 制备管	含分离胶 PRP 制备管	多腔式 PRP 制备管
便捷性	X	X	O
无菌性	X	X	O
血小板回收率	X	O	O

⑤ 是什么让 PRP 有这么强大的美容功效

　　血小板除了有凝血功能外，更重要的是其被激活后释放出来的众多生长因子能促进我们自体组织再生及修复。血小板有强大的美容功效。

　　由于 PRP 来源于自体血液，各生长因子间的比例与体内所需正常比例相符，使得生长因子之间有着最佳的协同作用，且无免疫排斥情况，也不会出现异体移植中存在的传播疾病的危险。PRP 释放的不是异体生长因子。异体生长因子为外界人工合成的生长因子，是某个单一的生长因子，只针对人体的某个生理方面促进生长。

　自身血小板在注入皮肤后释放出来的众多生长因子中，对整形美容作用较大的有以下六大类。

（1）表皮生长因子（EGF）：修复上皮细胞，促进表皮生长。

（2）血小板衍生生长因子（PDGF）：能刺激皮肤真皮组织生长与更新和胶原再生，提升皮肤组织的生理活性与新陈代谢水平。

（3）血管内皮生长因子（VEGF）：可调节血管的生长，从而促进血管内皮细胞增生，帮助促进血液循环。

（4）成纤维细胞生长因子（FGF）：激发新活细胞，促进组织修复。

（5）基质细胞衍生因子 -1α（SDF-1α）：能刺激免疫反应，具有强大的抗炎抗敏作用。

（6）转化生长因子 $-\beta$（TGF$-\beta$）：调节组织细胞生长，对细胞的生长、分化和免疫功能具有重要的调节作用。

52 什么是"TriCell PRP 自体血液细胞全层肌肤疗法"

　"TriCell PRP 自体血液细胞全层肌肤疗法"是抽取人

体自身血液，经过专业的离心技术进行处理，随后将血液
中的高浓度血小板血浆提取出来（即通常所说的 PRP），
再将 PRP 利用注射针和水光枪进行面部多层次注射的一
种技术（图 7–22）。

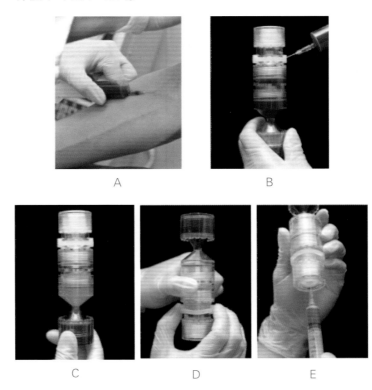

图7–22　TriCell PRP提取简要程序
A. 抽血　B. 注入　C. 一次离心后　D. 二次离心后　E. PRP抽取

53　血液做美容是什么原理

PRP 之所以能做皮肤美容，主要与血小板在注入皮肤
后释放出来的众多的自体生长因子有关。与外界合成的异

体生长因子不同的是，PRP 的生长因子来源于自体血液，各生长因子间的比例与体内所需正常比例相符，使得生长因子之间有最佳的协同作用，且无免疫排斥情况，也不会出现异体转移中存在的传播疾病的危险。PRP 的生长因子重点包括促进表皮再生的 EGF、刺激胶原再生的 PDGF、促进毛细血管形成的 VEGF、促进组织修复的 FGF、调节组织生长的 TGF-β 和刺激免疫反应的 SDF-1α 六大类生长因子。"TriCell PRP 自体血液细胞全层肌肤疗法"可以增加皮肤活力，修复损伤的细胞，对老化的细胞进行再生，使皮肤恢复细腻光滑、紧致白皙的年轻态（图 7-23）。

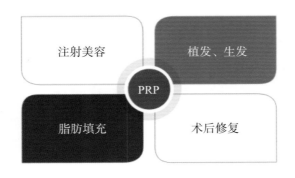

图7-23　TriCell PRP的四大医美应用

54 "TriCell PRP 自体血液细胞全层肌肤疗法"能达到什么治疗效果

该疗法是对皮肤状态进行综合性改善，包括针对细纹、粉刺（痘坑）、毛孔粗大、黑眼圈、深层斑、敏感肌肤的综合性改善。

值得一提的是，该疗法对每个肌肤问题的改善是在治疗后不同时间段发挥作用的，一般一次治疗后立即会感觉皮肤富有弹性、肤色有所提亮，治疗后 2 周粉刺有所改善，也会发现皮肤不那么敏感了，治疗后 1 个月毛孔缩小、细纹变淡，治疗后 2 个月黑眼圈和深层斑变淡。

为了让效果持续，建议前 3 个月连续每个月做一次治疗，后期每半年做一次进行巩固，这样的话效果能达到最佳。

55 "TriCell PRP自体血液细胞全层肌肤疗法"可靠吗

PRP 美容在全世界已经不是一项新的美容方法，而早已成为国内外众多明星的保养秘籍，它是一种很可靠、很安全、很成熟的美容治疗项目。

值得一提的是，由于我国食品药品监督管理总局（CFDA）批准合法使用的 PRP 制备材料设备在最近两年才有，所以很多机构在以前都是属于非法治疗。笔者所在医院使用的 TriCell PRP 制备装置是 CFDA 批准合法使用者。

PRP 的应用也是值得关注的，国家规定 PRP 不可用于血液回输，早些年我国出现的一些 PRP 治疗问题的个案就是利用国家未批准的制备材料和不合规的治疗方式进行的。PRP 总体上是应用于肌腱病变、韧带扭伤、美容除皱、关节炎、丰胸（图 7-24）、慢性难愈合伤口、肌肉拉伤，可用于神经、椎间盘、口腔等。另外，PRP 注射可用于收缩毛孔（图 7-25）、祛痘（图 7-26）、淡化黑眼圈（图 7-27）、淡化黄褐斑（图 7-28）、植发（图 7-29）等。

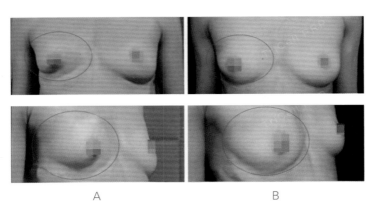

A　　　　　　　　　　　B

图7-24　TriCell PRP+脂肪填充
A. 术前　B. 术后1年

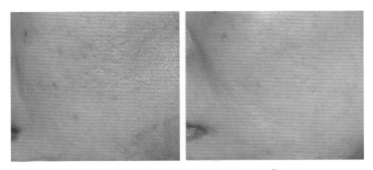

A　　　　　　　　　　　B

图7-25　TriCell PRP注射以收缩毛孔
A. 术前　B. 术后4周

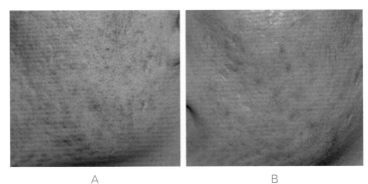

A　　　　　　　　　B

图7-26　TriCell PRP注射以祛痘、消痘坑
A. 术前　B. 术后3周

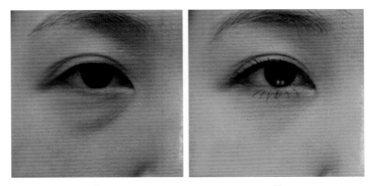

A　　　　　　　　　B

图7-27　TriCell PRP注射以淡化黑眼圈
A. 术前　B. 术后1.5个月

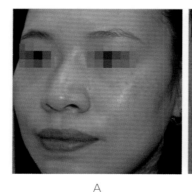
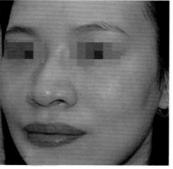

A   B

图7-28 TriCell PRP注射以淡化黄褐斑

A. 术前   B. 术后2个月

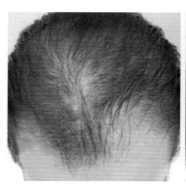
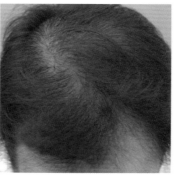

A   B

图7-29 TriCell PRP注射植发

A. 术前   B. 术后2.5个月

 ## "TriCell PRP自体血液细胞全层肌肤疗法"如何进行？需要多长时间

"TriCell PRP 自体血液细胞全层肌肤疗法"主要包括以下五个步骤：

（1）清洁消毒后，医师助手会在求美者的手肘静脉抽取 40ml 血液，这一步骤和体检时的抽血一样，只有微小的疼痛，5 分钟即可完成。

（2）医师会利用已经获得 CFDA 三类医疗器械认证的 TriCell PRP 制备装置通过专用离心设备在无菌环境中制备 PRP（全程无须添加任何外界物质），之后血液将会被分离成 PRP、PPP 和红细胞，将 PRP 和 PPP 分别取出，这一步骤是 10 ~ 20 分钟。

（3）在制备 PRP 的同时，求美者敷表面麻醉，医务人员做好施术的准备。

（4）医师会把提取出来的 PRP 通过真皮层注射、水光针导入等方式联合进行治疗，这个过程疼痛感也很轻，通常只需要 10 ~ 20 分钟。

（5）治疗完成后，将 PPP（自体血清）敷面膜 10 ~ 15 分钟，可快速修复表皮。

57 "TriCell PRP 自体血液细胞全层肌肤疗法"与其他药物注射美容比较有什么区别？它有哪些优势

首先，"TriCell PRP 自体血液细胞全层肌肤疗法"与药物注射美容达到的疗效不同，后者主要是针对某种肌肤问题（比如玻尿酸除皱的主要疗效是除皱），而"TriCell PRP 自体血液细胞全层肌肤疗法"可逐步达到除皱、收缩毛孔、淡斑、祛除粉刺（痘坑）、淡化黑眼圈、脱敏等综合疗效,是一种"美肤 + 抗老化 + 脱敏"的综合治疗项目。

除此之外,"TriCell PRP 自体血液细胞全层肌肤疗法"还存在以下四大优势:

1)PRP 源于自身未添加任何外界物质,一般无排异风险,可以治疗药物所不能治疗的部位或适应证,如黑眼圈、细纹和敏感性肌肤的脱敏治疗。

2)PRP 中含有能抗感染的白细胞,治疗后无感染风险。

3)PRP 源于自身血液,不会出现注射时血管栓塞导致组织坏死的危险。

4)PRP 中的血小板具有迅速止血、止痛、加速伤口愈合的作用,术后更加自然。

但值得一提的是,由于 PRP 的作用原理是促进自身组织再生来进行除皱、淡斑、收缩毛孔的,所以"TriCell PRP 自体血液细胞全层肌肤疗法"的效果比起药物注射的效果来得要慢一些,而且每一种疗效是逐步呈现的。

58 "TriCell PRP 自体血液细胞全层肌肤疗法"需要做几次?安不安全

由于不同个体在不同年龄、不同状态下血液中的生长因子的含量、活性都不尽相同,也就是说 PRP 是一种个性化治疗方案,所以治疗次数因人而异,一般一次就可达到一个很不错的效果。治疗初期,建议治疗 3 次为一个疗程，1个月1次可以达到更佳的疗效，后期可半年做1次常规保养性治疗。

该疗法当然安全，正如上面所述，由于PRP利用的是自身血液制取的高浓度生长因子的血浆，自源性不会产生排斥反应，也不会有感染传染病的风险，更不会有血管栓塞的危险。

但值得一提的是，必须去正规的医院应用正规合法的制备材料设备进行PRP治疗，否则也是不能保证安全的。

59 "TriCell PRP自体血液细胞全层肌肤疗法"会有肿胀、淤血等不良反应吗

该疗法采取的是自身血液，未添加任何外界物质进行治疗，一般不会产生排异、感染和栓塞的问题。但是由于个人的体质不同，少数人在治疗后也会出现轻微肿胀或在针眼处伴有小红点，通常情况下注射当天可以消肿，过2～5天小红点会自行消失，很少会出现淤血症状（因为血小板本身就是止血的）。

60 哪些人不适合做"TriCell PRP自体血液细胞全层肌肤疗法"

该疗法适用人群较广，但也有不适宜人群，如孕妇、儿童和月经期女性，贫血、凝血功能异常、发热、肝功能异常、艾滋病、癌症、败血症等患者也不适合治疗。

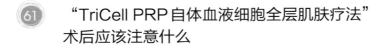

61 "TriCell PRP自体血液细胞全层肌肤疗法" 术后应该注意什么

（1）24小时之内保持注射部位清洁干燥，避免注射部位沾水，也不要使用刺激性化妆品。24小时后使用温水洁面，进行正常面部护理，加强保湿补水（切勿过冷过热刺激皮肤）。

（2）治疗后不要暴晒，在治疗后15天内最好避免使用阿司匹林、芬必得、扶他林等药物，这些药物会影响恢复。

（3）治疗后2周内不要到美容院进行皮肤护理或者桑拿，在家里也最好不要自行做皮肤护理。为了达到更好的效果，要相应忌口，忌食刺激性食物。

（4）治疗后1~3个月应到医院复诊，听从医师建议，以获得更佳疗效。

62 PRP治疗后可能发生哪些并发症

因个人体质原因，PRP治疗后有时可能出现皮肤发红、轻微肿胀、局部淤青或皮肤发痒等情况，这些症状属于正常现象，通常持续数小时至3天即可自动消失。

如果在PRP治疗后发现治疗部位出现很严重的不良反应如红、肿、痒、痛、淤青等，以及你认为与治疗有关的其他任何反应，请尽快与医院联系。

63 PRP 自体血液细胞植发联合疗法安全吗

　　PRP 自体血液细胞植发联合疗法是将患者自身的血液分离出 PRP，注射在头皮下，PRP 能增加毛囊胶原蛋白生成，刺激休眠期的毛囊进入生长期，使毛发数量增多、变粗；另外用 PRP 培养移植的毛囊胚芽，可使胚芽活性增加，从而提高种植毛囊的成活率（图 7–30）

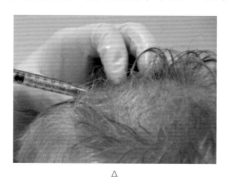

A

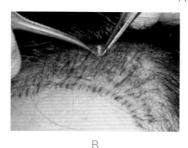

B

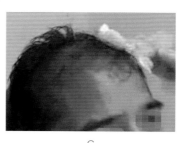

C

图7-30　PRP自体血液细胞植发联合疗法的三个主要步骤
A.第一步：PRP毛囊处注射+PRP毛囊胚芽培养　B.第二步：毛发移植　C.第三步：PPP头皮涂抹修复

　　PRP 自体血液细胞植发联合疗法当然安全，正如上面所述，由于 PRP 是利用自身的血液制取的高浓度自身生长因子的血浆，自源性一般不会产生排斥反应，也不会有感染传染病的风险。

但值得一提的是，必须去正规的医院采取正规合法的制备材料设备进行 PRP 治疗，否则也是不能保证安全的。

64 PRP 自体血液细胞植发联合疗法与其他的药物联合疗法相比有什么优势

（1）安全：PRP 安全性高，因其是从求美者自身的血液之中分离出来的，故一般无副作用。

（2）滋养毛囊抗衰老：PRP 有抗衰老作用，可以延缓头皮衰老，防止毛囊萎缩，起到固发、防脱发的作用。

（3）促进毛发生长：PRP 能增加毛囊胶原蛋白生成，刺激休眠期的毛囊进入生长期，使毛发数量增多、变粗，重塑个人形象。

（4）提高植发成活率：PRP 培养移植的毛囊胚芽可以使胚芽活性增加，从而提高种植毛囊的成活率。

（5）缩短植发恢复时间：PRP 含有大量纤维蛋白，为修复细胞提供良好的支架，具有促凝血作用，可刺激软组织再生，术后恢复时间更短。

65 PRP 自体血液细胞植发联合疗法应该注意什么

（1）术后要注意多休息，不可驾驶车辆或从事高空作业。睡觉时可将枕头垫得高一些，这样有利于血液循环。晚上 9 点以后少喝水或者不喝水。

（2）术后 5 天内不要提拎重物或做剧烈运动。

（3）手术后需遵医嘱，按时用药，这样可以减轻术后不适。

66 脂肪填充加入 TriCell PRP 有什么优势

相比单纯的自体脂肪填充，加入 TriCell PRP 后主要有以下表现。

（1）因为血小板本身具有强大的凝血功能，所以术中进针点出血量减少，术后淤青、肿胀、疼痛等症状明显减轻。

（2）术后填充部位更加均匀自然，手感更好。

（3）因为 PRP 本身具有很好的美肤作用，所以填充部位在后期表皮会变得细腻、有光泽，这个效果一般从填充后半个月开始显现。

（4）提高脂肪细胞成活率：加入 TriCell PRP 后，能短时间内在新移植后的脂肪堆内形成毛细血管，毛细血管的形成给新移植后的脂肪细胞提供营养，从而大大提高移植后的脂肪细胞成活率，一般能提高 15% 以上。

67 TriCell PRP 联合面部脂肪填充如何进行

根据 TriCell PRP 提取 PRP 及 PPP 容量的特点，为了做到物尽其用，让求美者感受更多的增值服务，加强术后效果，笔者的 TriCell PRP 联合面部脂肪填充手术分为三大步骤。

首先是将提取好的 PPP 取 5～10ml 进行面部多点位皮下脂肪层注射，目的是为了给原来的皮肤供给养分，因为 PPP 中含有大量的蛋白物质，对组织细胞有很好的滋养作用。

接下来是将提取后的 4ml PRP 与相对应量的自体脂肪（PRP 与脂肪比例一般为 1：10）均匀混合后进行填充。值得一提的是，混合必须要均匀，这样才能基本保证每个脂肪细胞颗粒都有 PRP 包裹，能够充分供给营养。

最后是将剩余的 PPP（大约 5ml）涂抹全面部，当面膜敷 15 分钟。这样做的目的在于快速修复面部注射针眼，术后更加自然。

68 TriCell PRP 联合自体脂肪填充术后如何管理

TriCell PRP 联合自体脂肪填充与单独脂肪填充的术后管理基本一致，主要包括以下几点。

（1）注意患处的护理，清洁、防护，避免外力挤压创口手术部位。

（2）注意休息，休息是最好的自我修复。

（3）注意营养、饮食的正常摄入，禁止抽烟、喝酒和进食辛辣刺激性食物。

（4）术后不能过度减肥，否则将影响填充效果。

69 TriCell PRP 的五大核心优势是什么

（1）使用合法合规：PRP 制备装置制备的 PRP 在具体应用中具有植入人体的性质（如注射美容、脂肪联合填充等），我国食品药品监督管理局（SFDA）早在 2010 年就已将 PRP 制备装置（套装）划分为第三类医疗器械。经过近 3 年时间的层层检验、临床及审批，TriCell PRP 终于在 2016 年 6 月份得到了 CFDA 三类医疗器械的许可(许可证编号：国械注进 20163662219），属于目前我国合法合规的真正的 PRP 制备装置。与市面上杂七杂八的一些所谓的 PRP 制备管相比较，TriCell PRP 的合法性得到了很大保障。

（2）血小板回收率高：血小板是 PRP 的最重要组成成分，一般人全血血小板浓度为（100 ～ 300）$\times 10^9$/L，100ml 血液中血小板总体积只有一枚绿豆那么大而已，如何将全血中的血小板通过专业制备装置最大化提取出来是考验 PRP 制备装置好坏的关键。通过一支 TriCell PRP 制备管制备 4ml 的 PRP 血小板浓度可达普通全血血小板浓度的 5 倍左右（血小板浓度达到全血血小板浓度 3 倍以上才可称得上 PRP；根据专家的临床观察，浓度达到 5 倍的效果最佳），在制备过程中就可用肉眼明显观察到乳白色的血小板、白细胞层。

TriCell 一次离心后，清晰可见乳白色的血小板、白细胞层（图 7–31）。通过 TriCell 制备的 PRP 血小板浓度为全血血小板浓度的 6.27 倍。

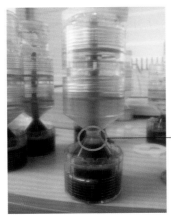

一次离心后，清晰可见乳白色的血小板层

图7–31　肉眼可见的乳白色血小板层的PRP制备装置

市面上多数用的普通的真空采集管分离后的血液用肉眼只能看到两层，即最底部的血红细胞层和上层淡黄色部分的血浆层（俗称"自体血清"），几乎看不到乳白色的血小板、白细胞层，更无法提取到富含血小板的血浆，治疗效果远远达不到广告所吹嘘的（图 7–32）。

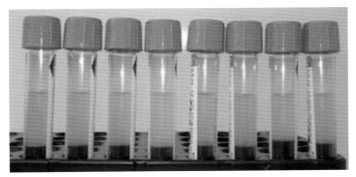

图7–32　市面上真空采集管分离后的血液分层情况

（3）PRP 制备量适中：一支 TriCell PRP 制备管可一次性制备 4ml PRP。

如果说血小板浓度是保障治疗效果的第一步，治疗的使用量（制备量）也跟治疗效果息息相关（PRP 是综合性治疗，要达到较好的治疗效果，一般一个整脸的治疗需要制备 4 ~ 5ml 的 PRP 量）。通过 TriCell 制备的 PRP 在保障血小板浓度达到 5 倍左右的前提下，一支 TriCell PRP 制备管一次性可制备 4ml 的 PRP（处理全血 35ml 左右，图 7–33）。

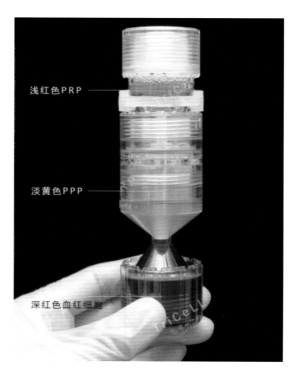

浅红色PRP

淡黄色PPP

深红色血红细胞

图7-33　二次离心后，TriCell制备的PRP最终集中在PRP腔中
（图中顶部浅红色部分），制备量为4ml

这方面与市面上普通的采集管不同，市面上的普通采集管一般处理全血 8ml 左右，就算是可制备出所谓的"PRP"，也只能一次制备 1ml 以下的量，制备量完全不够，所以市面上很多用的只是血液分离后的上清液部分，学名为贫血小板血浆（PPP），而 PPP 的血小板浓度比全血血小板浓度还低，完全无法保障治疗的有效性。

（4）无菌安全性好：TriCell PRP 的制备从注血到抽取 PRP 全过程全部在一支密封制备管中完成，避免因操作不当或环境影响导致血液受到污染，整个制备过程血液未暴露于空气中，大大提高了制备过程的无菌安全性（图7-34）。

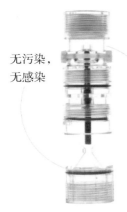

无污染，
无感染

制备所有过程都在一支管中一次性完成，保障制备过程中不受污染

世界首创一支管内有三种细胞

图7-34　在一支制备管里完成整个制备过程的PRP制备装置

（5）操作十分便捷：可以通过旋转各腔体锁帽轻松锁住各层。

在绝大多数的医美机构，PRP 往往通过非完全自动化的方式来提取，每个操作者在对离心后血液中的血红细胞、血浆和血小板进行隔离和提取时都会出现偏差，导致对于同一个体的血液最终制备的 PRP 血小板含量、红细胞的含量也不尽相同，这些都会影响 PRP 治疗的实际效果。TriCell PRP 制备装置独特的三腔一体设计看似有些复杂，但这恰是其优势所在，三个独立的腔体和两端锁杆使得在制备过程中可通过旋转各层锁帽轻松锁住血红细胞、PPP 和 PRP 各层，两次离心整个制备过程所用时间在 15 分钟左右即可完成，操作十分方便快捷，最大限度地避免了因操作者操作不当而无法制备出高浓度血小板的 PRP。TriCell PRP 制备装置也因其独特的三腔一体设计获得了国际和国内的发明专利（No.10-2011-0138589）。

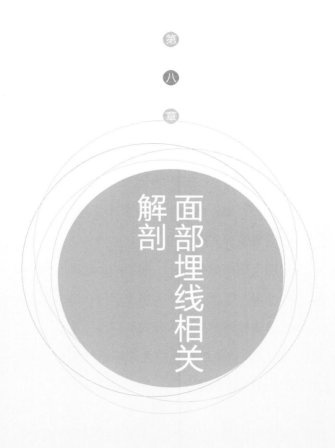

面部埋线相关
解剖

① 额部的解剖层次有哪些

额部的解剖层次包括：①皮肤；②皮下组织；③额肌；④疏松组织；⑤骨膜。

皮肤、皮下组织和额肌相当于颞部的结构，皮肤、皮下浅层脂肪、额肌被 SMAS 筋膜包绕，可以理解为相当于被颞浅筋膜和颞中筋膜包绕。

② 上睑的解剖层次有哪些？下睑的解剖层次有哪些

（1）上睑的解剖层次包括：①皮肤；②皮下脂肪；③眼轮匝肌；④眶隔脂肪；⑤上睑板、提上睑肌及腱膜；⑥米勒肌；⑦睑结膜。

（2）下睑的解剖层次包括：①皮肤；②皮下脂肪；③眼轮匝肌；④眶隔脂肪；⑤下睑板、下睑缩肌；⑥睑结膜。

③ 颧脂肪垫解剖怎样

（1）颧脂肪垫的位置和组成：面中部皮肤下方广泛存在一皮下脂肪层，脂肪层的上界位于下睑眼轮匝肌支持韧带上层缘，下界到达下颌缘，内侧界为鼻唇沟和口下颌沟，外侧界至耳屏前。这一皮下脂肪层的厚度不均匀，上颌骨区域的皮下脂肪较厚，颧骨外侧到耳屏前区域的皮下脂肪较薄。皮下脂肪增厚的区域即为颧脂肪垫，近似一个倒三角形，三角形的尖位于口角外下方，在部分老年人可达下颌缘；底部沿下睑眼轮匝肌支持韧带上层呈一弧线；内侧界为鼻唇沟和口下颌沟；外侧界从颧大肌在颧骨表面的止点到达口角外下方或下颌缘，这一三角形区域内脂肪层厚度明显增加，年长者颧脂肪垫堆积于鼻唇沟外侧，近似于长条形。该层是形成面中下部衰老形态的主要结构层次。因此，要恢复年轻的容貌必须从两个主要方面着手：使松垂的组织上提，使眶下、颧弓下及颞部组织容量增加。

（2）颧脂肪垫的固定结构。

1）眼轮匝肌支持韧带：眶内侧和眶上、下侧有眼轮匝肌支持韧带，眶外侧则没有。眶上和眶下眼轮匝肌支持韧带的上层连续环绕眶周约270°，为非闭合环，其内侧与眼轮匝肌共同起于眶内缘，穿过眼轮匝肌止于皮肤；外侧分别起于额骨和眶骨前壁，穿过眼轮匝肌止于皮肤。眶下眼轮匝肌支持韧带分为上、下两层。眶下眼轮匝肌支持韧带上层在眶骨前壁的部分与颧骨皮韧带围成近似三角形的区域，此区域有大量纤维起于颧骨骨膜，止于其上方的眼轮匝肌，我们称为颧袋三角。

2）颧弓韧带：起于颧骨外侧骨膜，似一列间断的纤维束沿颧骨排列，纤维束之间有脂肪组织填充形成膜状，较坚韧；内至颧小肌的外侧，斜向外跨越颧骨体和弓的结合处，向表面走行，穿过颧小肌与颧大肌肌纤维，再穿过颧脂肪垫，以皮支持带的形式止于Ⅳ区皮肤。

3）颧骨皮韧带：起于颧骨表面骨膜，似一列间断的纤维束沿颧骨排列，纤维束之间有脂肪组织填充形成膜状，较坚韧；内至提上唇肌起点的外侧，斜向外上方走行，向表面走行，穿过眼轮匝肌眶部肌纤维与颧脂肪垫，以皮支持带的形式止于Ⅲ区上部皮肤。

4）颧骨下皮韧带：起于颧骨下缘骨膜，似一列间断的纤维束沿颧骨排列，纤维束之间有脂肪组织填充形成膜状，不坚韧；内至提上唇肌起点的外下方，斜向外下方走行，此韧带深面穿过提口角肌，向表面走行，在颧小肌与颧大肌之间穿过颧脂肪垫，以皮支持带的形式止于Ⅱ区中部皮肤。

5）颈阔肌皮肤前韧带：起于颈阔肌前上缘、笑肌起点与咬肌前缘交界的咬肌筋膜上，似一列间断的纤维束，纤维束之间有脂肪组织填充形成束状，不坚韧。

6）颊上颌韧带：起于提上唇肌在上颌骨起点的下缘，斜向外下方走行，似一列间断的纤维束，纤维束之间有脂肪组织填充形成条束状，不坚韧；深层有提口角肌穿过，浅层有颧小肌与颧大肌穿过，向表面走行，穿过颧脂肪垫，以皮支持带的形式止于Ⅰ区中下部皮肤。在颊肌表面还有一些纤维束止于颧脂肪垫而不止于皮肤。

（3）颧脂肪垫的临床意义：由于颧袋三角区域的颧脂肪垫及表面皮肤比颧袋三角下方的相对牢固、稳定，故对抗松弛的能力较强。颧袋三角下方的颧脂肪垫及表面皮肤相对下移距离大，所以形成了颧袋与颊中沟。颧袋的上界为眶下眼轮匝肌支持韧带的上层，下界为颊中沟。颊中沟起于眶下眼轮匝肌支持韧带上层在眶骨前壁的起点，在眶外缘内侧（16.10±0.43）mm。同时，由于颧弓韧带坚韧，对其区域的颧脂肪垫及表面的皮肤固定作用较强。颧骨下韧带、颈阔肌皮肤前韧带、颊上颌韧带不坚韧，对颧脂肪垫及表面的皮肤固定作用较弱。杨柠泽、王志军等在研究了颧脂肪垫的解剖学位置、形状，并描述了额脂肪垫的纤维走向后，发现沿鼻唇沟水平牵拉颧脂肪垫，颧脂肪垫纤维更加紧密，垂直牵拉会使额脂肪垫纤维变得疏松，纤维距离增大。目前颧脂肪垫的悬吊技术都是沿鼻唇沟垂直方向牵拉，短期内颧脂肪垫与皮肤一同上提，但实质上使颧脂肪垫纤维变得疏松，纤维之间距离增大，长期颧脂肪垫还会松弛，解释了颧脂肪垫悬吊术后1～2年的效果满意,但术后远期的效果令人失望,鼻唇沟有复发的现象(图 8-1)。

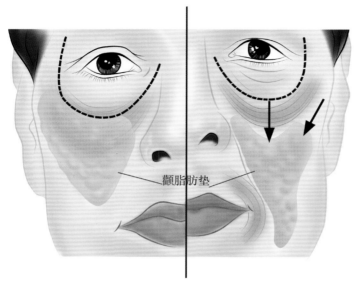

图8-1 颧脂肪垫位置和随时间变化示意图(箭头示颧脂肪垫 松弛的方向)

④ 什么是 SMAS 筋膜

SMAS 筋膜组织是 1976 年由法国学者 Mitz 和 Peyronite 首次报道的概念,他们在该组织中发现了肌纤维, 故命名为表浅肌肉腱膜系统(SMAS)。这一层次人为地被 划分为三个区域:①肌性区域;②腱膜性区域;③混合性 区域。其中,肌性区域包括额肌、眼轮匝肌、颧大肌、颧 小肌、颈阔肌所占据的范围。腱膜性区域包括胸锁乳突肌 区、耳前区、颞区以上各腱膜区的 SMAS,致密坚韧,耐牵拉。混合性区域位于颧肌下半附近的颊脂肪垫浅面，通常为包括颧大肌下 1/2 外缘在内的 1.6cm 宽的带状范围。这部分为薄的纤维膜，连接着纵行、横行肌束，膜的浅、深面有多量脂肪（图 8-2）。

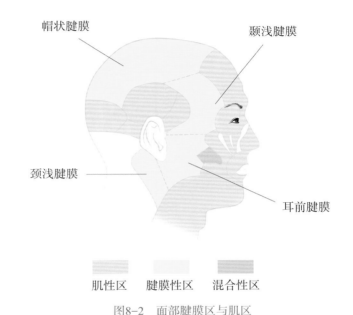

图8-2　面部腱膜区与肌区

全面部覆盖着连续的、多层的、各部位厚薄不均匀的、中间可以包绕表情肌的腱膜系统。头部毛发区是帽状腱膜，额部包绕额肌，颞部是颞浅筋膜，颧脂肪垫区是脂肪的底面，咬肌区增厚明显，厚且均匀，前颊区即提上肌群表面薄弱。其中颞部颞浅筋膜和眼轮匝肌视为一层，颞中筋膜和前下的眼轮匝肌肌后脂肪垫（即 SOOF）视为一层，向下包绕或者连接颈阔肌（图 8-3）。

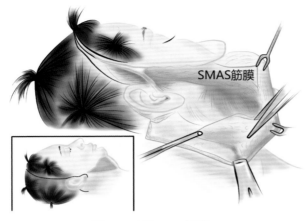

图8-3 面部SMAS筋膜

⑤ 鼻唇沟解剖有哪些特点

（1）鼻唇沟起于鼻肌横部在鼻翼上缘皮肤的止点，终于颧大肌在口角外侧皮肤的止点，有提上唇鼻翼肌、提上唇肌、颧小肌、眼轮匝肌肌纤维止于鼻唇沟中间段皮肤。

（2）从解剖角度以表情肌在鼻唇沟处皮肤的止点及收缩时对鼻唇沟的形态改变，将鼻唇沟分为上、中、下三段。上段为鼻肌横部区，鼻肌横部收缩可使鼻唇沟上段皮肤降低，增加鼻唇沟深度，但改变程度甚弱。中段为提上唇肌区，提上唇鼻翼肌、眼轮匝肌和颧小肌在鼻唇沟皮肤止点的区域，收缩可使鼻唇沟中段皮肤向上移位，增加了中段鼻唇沟深度。但由于眼轮匝肌只有单独几束止于鼻唇沟中段皮肤，所以提上唇鼻翼肌、提上唇肌、颧小肌是影响鼻唇沟上、中段的主要肌肉。因为提上唇鼻翼肌、提上唇肌、颧小肌收缩的方向与重力方向基本垂直，产生相对位置的改变大，所以产生的剪切应力最强，是增加鼻唇沟深度的三块主要肌肉。下段为蜗轴区，颧大肌、降口角肌在鼻唇沟皮肤止点的区域，蜗轴区肌肉收缩可使鼻唇沟皮肤向外侧移位，增加了下段鼻唇沟的深度。在临床手术中，SMAS层提紧不会改变表情肌的起始点，也不会使颧脂肪垫和表情肌有联动关系，所以SMAS除皱术不会改变面中部老化特征，也就达不到中面部年轻化效果。

（3）鼻唇沟皮肤的真皮与表情肌之间有结缔组织相连。越接近鼻唇沟，结缔组织越致密，无脂肪组织。鼻唇沟外侧真皮与表情肌之间有脂肪组织，脂肪团大，呈黄色，脂肪深面有筋膜。各脂肪团之间有致密结缔组织连接肌肉与真皮。随着衰老，皮肤厚度明显减少，弹性减弱，松弛下垂，引发诸如表皮与真皮交界平坦、真皮胶原断裂、皮肤弹性降低等现象。

（4）SMAS层将皮下脂肪分隔为浅、深两层，并发小纤维束止于真皮，主要由腮腺区向前包绕笑肌和眼轮匝肌，止于鼻唇沟。

6　面部皮下脂肪分布有哪些特点？脂肪室是什么

面部各区皮下脂肪量有较大差异，可分为多脂肪区、少脂肪区和无脂肪区。面部皮下脂肪分布的特点是：

（1）多脂肪区：鼻翼外平均1.9cm、口角外上平均

1.8cm 处，是面部皮下脂肪最厚的部位，均厚 0.8cm，一般在鼻唇沟外上方。这里的皮下脂肪位于由表情肌围成的三角形凹窝内，窝的上界是眼轮匝肌下缘，内侧界是上唇的表情肌，外侧界是颧肌。窝底有面动脉、上唇动脉及面神经颊支分支等通过（图 8-4）。此凹窝的下内方恰是多脂肪区和无脂肪区的分界线，该界线的表面解剖标志是鼻唇沟。这种解剖学特点似乎是鼻唇沟形成的机制之一，由此能解释肥胖可形成明显的鼻唇沟，消瘦也可形成明显的鼻唇沟，前者是由于"鼻唇隆起"，后者是由皮肤松垂所致。不同原因引起的鼻唇沟畸形，应采用不同的方法矫治。

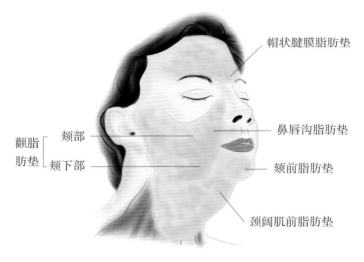

帽状腱膜脂肪垫

颊部

颧脂
肪垫

颊下部

鼻唇沟脂肪垫

颏前脂肪垫

颈阔肌前脂肪垫

图8-4　面部浅层脂肪

（2）少脂肪区：颞区缺乏皮下脂肪。在皮肤和颞浅筋膜之间，仅有少量的薄层脂肪分布。耳垂下及乳突下区域是第二个少脂肪区。

（3）无脂肪区：口轮匝肌和眼轮匝肌表面几乎无皮下脂肪分布，真皮和口轮匝肌纤维直接联结，因此这两个部位容易产生短小细密皱纹。并且在上唇的口轮匝肌和提上唇鼻翼肌的上外缘，一方面真皮和其深面的多量脂肪相对疏松联结，另一方面真皮与肌纤维紧密联结，两者交界线即是前述的鼻唇沟。另外，额肌表面也几乎少有皮下脂肪分布。

人体皮下脂肪是以分离的一个个解剖单位或"脂肪室"的形式存在的。面部皮下脂肪也是以多个彼此分隔开的腔室的解剖形式存在的。鼻唇沟是一个由解剖隔膜分离出来的独立单元。同样颊部脂肪是由三个独立脂肪室构成的：颊内侧脂肪室、颊中间脂肪室、颞颊外侧脂肪室。额部也同样有三个脂肪室：额中央脂肪室、额中间脂肪室、颞颊外侧脂肪室。眶部脂肪由隔膜分隔成三部分脂肪室。下颌脂肪室是面部最下方的脂肪室（图8-5）。这些脂肪室以其邻近隔膜点－面连接形成具有支持性的面部结构。当面部衰老时，一部分是以这些脂肪室发生变化作为其特征的。脂肪室概念提示，当面部衰老时，其脂肪不是流动到别处或堆积成一团，而是脂肪室之间的隔膜断裂为导致面部软组织易位的原因之一。

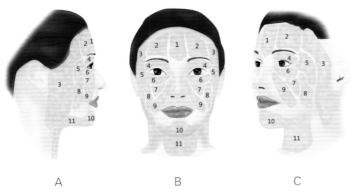

图8-5　面部脂肪室示意图

1. 额中央脂肪室　2. 额中间脂肪室　3. 颞颊外侧脂肪室　4. 眶上脂肪室　5. 眶外侧脂肪室　6. 眶下脂肪室　7. 颊内侧脂肪室　8. 颊中间脂肪室　9. 鼻唇沟脂肪室　10. 下颌脂肪室　11. 颈阔肌脂肪室

　　这些隔膜起自浅筋膜，向上插入皮肤真皮层。在额部，隔膜起自额肌筋膜，此类隔膜与 SMAS 无必然联系，却存在于皮下筋膜与皮肤之间的多个部位。这些间隔相互交联形成一个整体的框架，为人面部提供了一个"支持系统"。因此可以理解人面部老化是一个三维的变化过程，各脂肪室在位置和容积上都发生着变化，并与邻近脂肪室有相互作用。

　　下颌脂肪室内的脂肪流失导致下颏区脂肪相对突出。这两个部位的皮下脂肪都是以脂肪室的形式存在的。深部脂肪缺失，不仅可以发生在颞区，还可发生在眼轮匝肌下脂肪垫及近中颊区。面部脂肪的缺失、移位会造成面部外观的改变及面部老化。

198

中面部正面解剖有什么特点？中面部侧面的
解剖层次有哪些

（1）中面部正面的解剖特点：中面部是指双侧颧突与
蜗轴连线之间的区域，颊脂肪垫在此范围内，它是一个由
皮下脂肪构成的大致呈三角形的结构，SMAS 整体通过无
数纤维附着于皮肤组织。这些纤维贯穿皮下脂肪，通过表
情肌的收缩使皮肤移动。颊脂肪垫的中下部刚好位于鼻唇
沟外侧，在鼻唇沟处，皮肤附着于深层的 SMAS 上，随
着年龄的增长，颊脂肪垫向鼻唇沟的方向下移。在鼻唇沟
处皮肤与筋膜相互附着，这一结构特点像栅栏一样阻碍下
移的颊脂肪垫进入上唇区。鼻唇沟内外侧结构不同，内侧
真皮有肌肉附着而外侧真皮无肌肉附着，表情肌运动时牵
拉内侧真皮而对外侧真皮无直接牵拉作用。因此鼻唇沟处
需要彻底剥离，这样鼻唇沟的改善才会持久确切，也可在
手术同时行脂肪的游离移植来加强效果。提升上唇的肌群
有颧大肌、颧小肌、提上唇肌、提上唇鼻翼肌及深部的提
口角肌，肌群上面覆盖 SMAS 筋膜，支配其运动的面神
经由肌肉深面进入为其解剖学特点。

（2）中面部侧面的解剖层次包括：①皮肤；②皮下脂
肪；③ SMAS 筋膜；④腮腺；⑤咬肌。

8 木偶纹解剖关系如何

木偶纹即口下颌沟，是面部老化的重要标志之一。从解剖学的角度来讲，口下颌沟是与生俱来的，即使在张口、微笑或是开口大笑时，口下颌沟也可能会显现出来，它可以表现在年轻的颜面上，这与面部老化无关。而口下颌沟畸形通常在 40 岁左右开始突显，在吸烟者的面部表现更为明显。口下颌沟畸形的消除在面部微创整形美容中也是相对比较难的。

口下颌沟的解剖：上界由降口角肌插入皮肤的韧带构成，下界由下颌韧带构成。

口下颌沟所涉及的韧带：面部和颈部的皮肤通过结缔组织与皮下结构相固定，这些致密的组织通常被称为支持韧带。相比之下，真性韧带起自骨性结构，而来自筋膜或者 SMAS 的支持韧带则被称为假性韧带。没有连接至骨性结构的韧带（假性韧带）会使皮肤得不到有效的固定。随着年龄的增长，面部变化会越加明显。口下颌沟的上界，即降口角肌插入皮肤的韧带就是假性韧带，这种结构特征是口下颌沟畸形形成的原因之一。口下颌沟的下界即下颌韧带，起源于骨，在下颌缘上 1cm 处沿下颌骨体前 1/3 呈线性走行。这些韧带通常显示为一种线性排列的平行纤维，一般而言，第二排纤维在第一排上 2 ~ 3mm 处，并与之对齐平行，这些结缔组织纤维束与颈阔肌的肌肉纤维相互交错。下颌韧带与皮肤垂直相连，长为 4 ~ 5mm。下颌韧带是口下颌沟下界与面颊部前界之间的界线。不难发现，面颊部越突出，下颌韧带对骨与皮肤固定的功效就越明显。鼻唇沟和口下颌沟均代表了一种相邻脂肪室之间的界线。口下颌沟位于下颌脂肪室与面颊脂肪室之间，在下颌沟处没有深部脂肪的存在。

⑨ 颊颈部解剖有什么特点？颈横纹是怎么回事

面颊部和颈部的固位结构（假性韧带）是浅筋膜的膜层在特定的部位和深筋膜紧密相连，其纵向纤维相应增厚，从而将皮肤固定于局部。

人年轻时，由于面部固位结构的支撑作用和皮肤本身的结构特性，使面部软组织可以抵抗重力的影响而维持在正常的解剖位置。但是随着年龄的增长，皮肤组织内脂肪含量变化，使其对局部的支持作用减弱或本身移位到其他部位，最终结果是皮肤的固位结构作用减弱，局部脂肪组织异常堆积，使面部软组织移位，在特定的位置上出现袋状或皮肤皱纹变化，如颈横纹、颏下袋、下颌袋、鼻唇沟加深或颊部皮肤皱纹等。在对一张老年脸衰老征象进行分析时，我们发现，面颊部的老化主要位于颊部、下颌部面动脉经过处的前方及耳前方的皮肤。

颊颈部一般结构：该区的层次为皮肤、浅筋膜浅层、表情肌、浅筋膜膜层、腮腺包膜及深筋膜。浅层为脂质膜，它在腮腺表面和颈阔肌的部分内含纤维组织略多，而在其他部位的脂质膜含脂肪量较多，使皮肤和深部的结构连接较松，其间有面神经颞支、颊支、下颌缘支和颈支通过。颊部是面部表情肌从深筋膜到口周的位置，因此，此区域的脂质层和表情肌之间的联系密切，脂质层既作为皮下的浅筋膜，也作为表情肌之间的填充脂肪，形成了颊脂肪垫的前叶。此区的外侧界是颊脂肪垫颊突的内侧，下界是颈阔肌和下唇方肌的交界处。颈阔肌位于脂质层的深面、膜层的浅面，其上端以纤维膜起于颧弓的下缘，在此处它和深面的膜层很难区分，但其内的肌纤维出现的位置存在个体差异，平均距肌起点 3.5cm 的位置。颈阔肌的内侧部起于下颌骨下缘的内侧，和下唇方肌的起点相邻，前内侧以一薄膜层与对侧的颈阔肌连接，其后缘也以薄膜层与深面的膜层融合（图 8-6）。

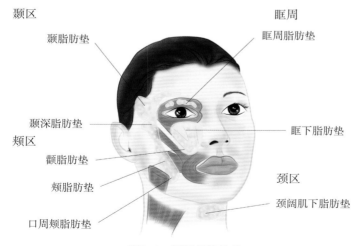

图8-6 颊颈部脂肪垫

膜层在颧弓和颧骨下缘与此两骨分离进入面颊部，走行在颈阔肌和腮腺包膜之间。在其进入面颊部时，膜层在颧弓和颧骨的下缘增厚，其表面的连接皮肤真皮的纵向纤维也增厚，形成皮肤固位结构。在腮腺包膜和膜层之间有疏松结缔组织，其间无血管与神经。但在腮腺四周，膜层和腮腺包膜结合较紧密，并包裹在从腮腺深面穿出的血管、神经周围，形成增厚的结构。膜层由腮腺前缘向前行，越过咬肌，并与咬肌筋膜紧密粘连，但与颊脂肪垫联系较疏松，其与颊脂肪垫的包膜亦有纤维交叉。膜层向前行，穿过表情肌，逐渐止于该部位的真皮，达鼻背处；膜层向后行，与耳周围及胸锁乳突肌的深筋膜紧密粘连，参与耳位置的固定。包裹在面神经额支和颧支周围的膜层和颧弓下缘的膜层是一体的，包裹在面神经颊支周围的膜层形成腮腺前缘韧带，包裹在面神经下颌缘支和颈支的膜层形成腮腺下缘固位结构，颈支周围的膜层呈片状增厚，一直向后延伸到耳后筋膜。膜层在颈阔肌深面走行时的层次是很清楚的，但在一定的位置增厚，如在颈部第一颈横纹处膜层增厚，且其与真皮连接的纵向纤维增厚，使皮肤和深面的组织连接紧密，活动度减少。但膜层在颊脂肪垫颊突与口周和颊部交界处之间的位置较模糊，表情肌从深筋膜起始后浅出，穿过膜层后止于口周。在下颌骨表面，膜层走行在骨膜的表面，被下唇方肌穿过后，经过颈阔肌内侧部起始后仍旧走行在颈阔肌的深面。但在颈阔肌和下唇方肌之间，膜层和纵向纤维也增厚形成特定的结构。

颈横纹是每个人在颈部特有的皮肤横纹，一般为两条。位于颈横纹处的纵向纤维增厚，纤维含量较丰富，皮肤和深面的颈阔肌及深面的膜层连接较紧密，颈横纹的两旁有多支皮肤血管从颈阔肌穿入皮肤。位于颈阔肌深面的膜层和局部的深筋膜连接较紧密，这样在第一颈横纹处的皮肤通过纵向纤维而固定在局部。第一颈横纹位于颏颈角下方1cm的位置，它是下颌下区域和颈部的分界线，由于它通过纵向纤维将皮肤与膜层甚至深筋膜固定在一起，当颈部皮肤松弛需要通过手术矫正时，彻底离断第一颈横纹的纤维结构是很重要的步骤。

下颌骨前1/3的下颌缘处为下唇诸肌与颈阔肌的交界，皮肤与肌肉结合紧密，此处外缘为下颌松垂的前下缘，因而矫治下颌松垂皮下组织，提拉线不必超过咬肌前缘，更没有必要超过鼻唇沟。另外，颈部松弛者的颈阔肌悬韧带已松弛，其位于腮腺、颌下腺和胸锁乳突肌前缘之间，分离颈阔肌后缘即可。

下颌及颈部的解剖层次包括：①皮肤；②皮下脂肪；③ SMAS 筋膜；④颈阔肌。

中面部以下区域的特点是脂肪层厚。黄种人面部衰老的主要表现是脂肪容积的不均衡流失，松弛下垂为次要表现，因此，面部脂肪的抽吸及填充技术目前在面部年轻化方面流行而且效果很好。面神经颞支在颞部走行于 SMAS

内即颞中筋膜层，面神经颧支有个细小穿支由 SMAS 下穿到浅层，支配眼轮匝肌，其余的面神经都走行于 SMAS 层下。"面神经颧支的穿支是可以断掉的"这个判断已被证实，用于改善面部皱纹，因此 SMAS 层下是个安全的解剖平面，可以用于面部提升，而且面部恰恰是沿着 SMAS 层松弛下垂的。

⑩ 面部支持韧带是如何划分的

走行于面颈部软组织之间并将软组织与其深处骨组织联系在一起的纤维结缔组织复合物称为支持韧带，包括真性韧带和假性韧带。

（1）真性韧带：维持皮肤与骨膜重要骨缝界面之间的联系，短而结实。面部真性韧带主要位于四个部位：眶部、颧部、下颌部和颊上颌骨部。

1）眶韧带：6 ~ 8mm 长，中心位于颧额缝之上，数条结实绷紧的白色纤维位于颞嵴旁边。

2）颧韧带：呈束状，称为 McGregor 片段，约 1cm 长，沿颧颞缝和颧间缝处的前 1/3 的下部和颧骨体后半部分走行。

3）颊上颌韧带：是唯一的含有真性和假性韧带的复合体，颊上颌韧带的真性组成部分位于上部——上颌韧带。上颌韧带起自颧上颌缝的骨膜表面。

4）下颌韧带。

（2）假性韧带：维持各筋膜之间的联系，包括颈阔肌耳韧带、咬肌皮肤韧带和颊上颌韧带。颞深筋膜浅层和额骨骨膜相互移行的部位增厚，发出纤维，止于额肌外侧缘的皮肤面，向上延续的叫固定带。这个组织结构是额间隙和颞间隙的分界，要想额部能获得充分的提升必须离断它，而且需要锐性分离，额间隙和颞间隙内的疏松结缔组织钝性分离就可以了。如果在眶韧带区沿着额部骨膜和颞深筋膜浅层分离，就能保护面神经额支（图8-7）。

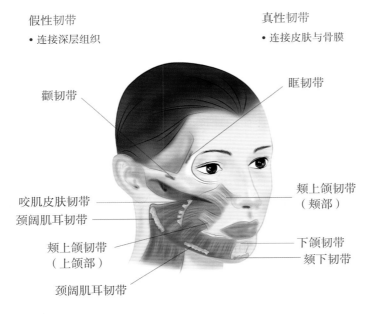

图8-7　面部真性韧带与假性韧带

11　**面部软组织间隙有哪些**

面部软组织间隙包括：①眶隔前间隙；②颧骨前间隙；

③上颌骨前间隙；④咬肌前间隙；⑤颞间隙、颊间隙、上睑眶内间隙、眶周间隙。

（1）眶隔前间隙：这个结构大部分位于下睑眶腔浅面。内侧界为眼轮匝肌睑部起点，下界为眼轮匝肌支持韧带，亦称眶颧韧带，外侧界为眶外侧增厚区，顶层为眼轮匝肌睑部，底层为眶隔及弓状缘以下 2 ～ 6mm 的骨面至眼轮匝肌支持韧带。这个间隙提供了一个无血、容易分离、损伤小的下睑整形美容手术入路。

（2）颧骨前间隙：呈三角形，上覆颧骨体和提上唇肌群（颧大肌、颧小肌、提上唇肌）的起点，内衬薄膜，位于眼轮匝肌下脂肪和骨膜前脂肪之间，是个滑动的平面：①底层为 2.5 ～ 3mm 厚的苍白色粗糙脂肪组织，与骨膜紧密附着；②顶层由浅到深依次为皮肤、颧脂肪垫、眼轮匝肌、眼轮匝肌下脂肪，后者相比骨膜前脂肪是更为亮黄、更为纤细的脂肪组织；③上缘由沿眶缘走行的眼轮匝肌支持韧带形成并加强；④下缘由位于提上唇肌群之间的颧骨 – 皮肤韧带形成并加强；⑤内侧端由眶内侧缘和提上唇肌起点汇合成角；⑥外缘为眶外侧增厚区。面神经颧支一个小分支走行在顶层内，即眼轮匝肌和眼轮匝肌下脂肪之间，是层次间的穿支。只有颧面神经血管束穿行于颧前间隙，其在颧骨体的外侧面出颧面孔位于颧前间隙的上缘，紧邻眼轮匝肌支持韧带之下。

颧袋的形成机制主要是颧前间隙顶层软组织向下松弛

滑动，其次是构成间隙上缘的眼轮匝肌支持韧带的减弱，致使颊中部软组织向下松弛，被更强壮、更有抵抗力的下缘的颧骨－皮肤韧带所阻挡。Gamboa 认为构成颧前间隙的眼轮匝肌支持韧带、眶外侧增厚区、颧骨－皮肤韧带的此三种结构控制颧脂肪垫的移动程度，这些结构的松弛和颧脂肪垫的下降导致颊中部出现特征性老化改变。Wong 证实眼轮匝肌支持韧带在瞳孔中线处延续为内侧的泪槽韧带，两者统称为泪槽－眼轮匝肌支持韧带复合体，其与颧骨－皮肤韧带在颧前间隙的内侧角处交汇是形成颊中部倾斜的 Y 字形沟的解剖学基础。

（3）上颌骨前间隙：呈矩形，位于颊中部鼻唇段上颌骨前。与其他面部软组织间隙相似，上颌骨前间隙也是一个无血管滑动的平面，内衬薄膜。其构成为：①顶层的上半部分由眼轮匝肌眶部形成，下半部分由颊中部的 SMAS 形成；②底层为提上唇肌；③上缘是分隔眼轮匝肌眶部和睑部的泪槽韧带；④下缘由位于鼻翼基底水平的一对横向粗壮的上颌骨韧带（颊上颌韧带）形成并加强；⑤内侧以鼻侧壁、提上唇鼻翼肌和鼻肌为界；⑥外侧缘是位于瞳孔中线上的一个 5mm 宽的疏松结缔组织，无韧带在此分隔颧前间隙内侧角。提上唇肌起始于眶下孔以上，覆盖眶下神经主干，眶下神经主干向下走行并经上颌骨前间隙内外侧缘发出分支到达浅面，当走行到鼻基底水平时发出分支到皮下平面，并与上颌骨韧带尾侧紧密相邻。内眦静脉走行于间隙的外缘，当到达上缘时迅速地转向内侧，并与眼轮匝肌眶部在上颌骨附着处紧密相邻直到内眦（图 8-8）。

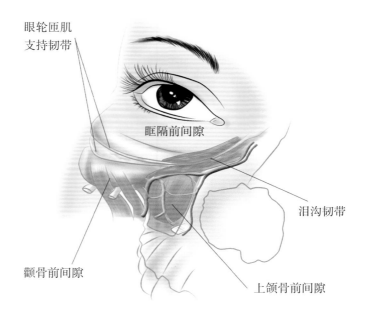

眼轮匝肌
支持韧带

眶隔前间隙

泪沟韧带

颧骨前间隙

上颌骨前间隙

图8-8　中面部软组织间隙及分隔支持韧带

（4）咬肌前间隙：位于下部咬肌浅面与面部 SMAS 之间的潜在间隙。咬肌前间隙呈菱形，内衬膜，由支持韧带形成并加强：①底层是半透明的致密结缔组织形成的咬肌筋膜；②顶层为附着在颈阔肌深面透明的颈阔肌肌膜，由少量的致密胶原网和大量的弹性纤维构成，老化过程中胶原纤维和弹性纤维明显退化；③后缘为腮腺前缘，即颈阔肌耳筋膜前缘，亦称颈阔肌耳韧带或 Lore's 筋膜；④上缘为从耳屏软骨下缘到口角下方的颈阔肌肌膜与咬肌筋膜之间形成的双层纤维膜，即颈阔肌上缘；⑤下缘为像肠系膜一样的纤维膜，沿下颌缘走行，直到下颌骨韧带，此结构较疏松；⑥前缘为咬肌皮肤韧带，较粗壮，其下方较稀疏薄弱，易发生老化改变。在老化过程中由于咬肌前间隙各个面的组成性质不同，间隙逐渐变大并向前下方滑动。其间隙前方咀嚼肌间隙内的颊脂肪垫的下垂和下颌骨韧带的阻挡，形成了下面部老化标志——口角外侧囊袋、口下颌沟。

（5）颞间隙、额间隙、上睑眶内间隙、眶周间隙：由颞附着发出的三个韧带——上颞隔、下颞隔、眶上韧带附着和眶周隔分隔上面部和额部成许多面部间隙。下颞隔分颞部为上颞间隙和下颞间隙。下颞隔以上是上颞间隙，以下是下颞间隙。上颞间隙没有重要的组织结构穿行，是个潜在的、安全的、容易分离的间隙，它的上界是上颞隔。下颞间隙由下方的颧弓、前方的颧骨额突围成。三角形的下颞间隙有面神经颞支、颧颞神经、哨兵静脉穿行。额间隙由外侧的上颞隔、下方的眶上韧带限定。眶周隔将表浅筋膜下间隙分成两个间隙，眶内间隙和眶周间隙。眶内间隙位于眶缘内眼轮匝肌睑部和眶隔之间，仅仅包含疏松结缔组织。眶周间隙位于眶周隔和颞附着与眶上韧带附着之间的狭小间隙，在眼轮匝肌眶部和底层的骨膜之间。

⑫ 松弛衰老的平面在哪层

面部衰老带来的松弛下垂是在 SMAS 筋膜层这个最自然的平面表现的，手术就是在 SMAS 筋膜层剥离出单层复合组织瓣而实现的深层复合除皱。将皮肤及附着于其下方的 SMAS 的厚皮瓣进行提升，达到鼻唇沟及口角附近。在中面部，已将颧脂肪垫包含在此复合组织瓣的皮肤与 SMAS 筋膜层之间，将此复合组织瓣向外上方提升，颧脂肪垫也随之重新定位，整个张力就落在这一长而厚的 SMAS 瓣上，这就是深层复合除皱。而深层复合除皱因为在更自然的平面上提升，故效果更好且维持更长久。

⑬ 面部皮神经是怎样分布的

面部皮神经分布见图 8-9。

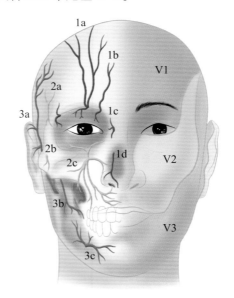

图8-9 面部皮神经分布

V1 视神经：1a 眶上神经，1b 滑车上神经，1c 滑车下神经，1d 外鼻神经
V2 上颌神经：2a 颧颞神经，2b 颧面神经，2c 眶下神经
V3 下颌神经：3a 耳颞神经，3b 颊神经，3c 颏神经

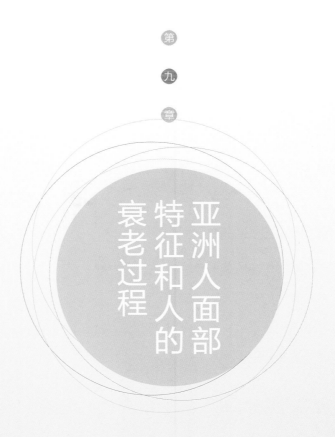

第九章

亚洲人面部特征和人的衰老过程

① 亚洲人的面部特征有哪些

（1）扁平而宽的脸颊，颧骨过宽。

（2）扁而宽的鼻梁，眼距较宽。

（3）眉眼距离较远，眉形弯圆。

（4）上睑脂肪较多。

（5）假眼袋和泪沟。

（6）短而内缩的下巴。

（7）下颌骨宽，咬肌发达。

（8）斜平甚至凹陷的额头、太阳穴。

（9）偏厚的唇。

② 亚洲人面部美学治疗的目的是什么

亚洲人面部美学治疗的目的并非西方化，而是优化固有的亚洲人的人种特点，纠正一些深层结构特点造成的美学缺陷，因此目标是在保持亚洲人人种审美特点的基础上提升整个面部的美学吸引力。亚洲人比西方人更不易老化，因此应采用不同的管理及治疗方案和策略。

3 专家对亚洲人的美学共识有哪些

由来自 11 个亚太国家和地区的 25 位解剖学家和整形科、皮肤科专家组成的亚洲人面部美学共识专家组，在韩国首尔开会商讨亚洲人美学标准及微创治疗手段的应用，讨论后达成共识。

（1）面部美学理念：脸型是决定面部美至关重要的因素。卵圆形的脸型对所有种族的女性都是吸引力和年轻化的标志。它要求从额部、颞部、耳前区、下颌角、颌缘到颏部有一个平滑、流畅的曲线，没有明显的凹陷和突出。

（2）面部美学观念的变革和全球化：当前亚洲女性面部美的标准包括光滑饱满的额头、大眼睛、小巧上翘的鼻子、饱满但并不过分突出的唇、卵圆形的面孔和 V 型的颌缘。

（3）美学观点和态度的共识：所有人种中美丽的女性在保持本种族特点的同时拥有很多面部共性。亚洲人有很多不同的人种，这些人种都有各自鲜明的特点。亚洲人面部美学治疗的目的是优化固有的亚洲人的人种特点，纠正一些深层结构特点造成的美学缺陷。

4   亚洲人的审美要点是什么

（1）年轻者（＜40岁）主要关注脸型改善和令面部更加立体。

（2）年老者（＞40岁）主要关注松垂、皱纹改善和容量缺失。

（3）面部老化的表现。

1）下垂：筋膜层与肌肉黏着度下降。

2）松弛：真皮层胶原流失。

3）凹陷：皮下脂肪萎缩。

可见，老化是由皮肤不同层次的问题造成的，针对不同的问题需要有不同的解决方案。

5   人是怎么变老的

随着时间流逝，年龄逐渐增长，身体的新陈代谢开始减慢，支撑真皮层的骨胶原逐渐流失，面部肌肤开始出现下垂及凹陷现象，失去弹性与紧实度，面部组织会顺着重要的悬吊韧带堆积在"三八线"、泪沟、苹果肌这三个部位。不仅如此，面部肌肉松弛及下垂导致的嘴角边过多的脂肪囤积、因重力而下垂的脸颊，会使容颜失去光彩、失去青春，外观看起来更显老态。

6 **面部软组织是同步下垂的吗**

面部软组织由皮肤、浅层脂肪系统、肌肉、深层脂肪垫系统、骨膜颅骨五层构成。由于自身作用及解剖结构不同，它们在面部衰老下垂的速度与下垂过程的顺序也不同。

首先发生松弛下垂的是浅层脂肪系统包括 SMAS 筋膜；其次，皮肤层变薄，弹性减弱下垂；再次，深层脂肪垫系统开始松垂移位；最后颅骨萎缩，各层附着点移位加重面部下垂。不同步下垂造成错位牵拉，形成"三八线"、"羊腮"、双下巴等衰老表现。

7 **什么是面部三元衰老**

三元衰老是指肤色衰老、肤质衰老、形态衰老。

（1）肤色衰老：面部斑斑点点、暗淡无光，面色发黄。

（2）肤质衰老：面部松垮，沟沟坎坎，主要指纹理增多。

（3）形态衰老：面部凹凸不平、上小下大而变形，如肿泡感、双下巴、面部脂肪堆积。

女性年轻与衰老肌肤组织对比见图 9-1。

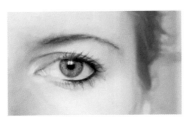
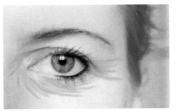

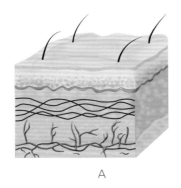
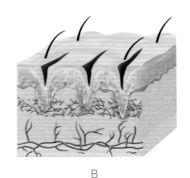

A   B

图9-1　女性年轻与衰老肌肤组织的对比

⑧ **面部衰老的主要原因是什么？治疗方案怎样**

　　年龄在 32 ~ 42 岁，浅层脂肪（SMAS 筋膜）与皮肤错位下垂是面部衰老的主要原因。年龄在 50 岁以上，浅层脂肪与皮肤的错位下垂，加上深层脂肪垫系统膨胀移位，是面部衰老的主要原因。

　　不同年龄有相应的治疗方案：26 ~ 35 岁，以皮肤提升为主；36 ~ 45 岁，以 SMAS 提升为主，再加上眼周年轻化手术和注射填充；46 ~ 55 岁，多层提升，结合眼周年轻化手术，辅以注射填充。每一个年龄段都要行肉毒毒素除皱。

⑨ 面部下垂怎么分级

（1）一级，皮肤松垂型：皮肤饱满度下降，细小皱纹出现，鼻唇沟出现。

（2）二级，浅层脂肪移位型：皮肤深皱纹出现，"三八线"加重，颞部、苹果肌凹陷，面颊沟出现。

（3）三级，深层脂肪下垂型："羊腮"、双下巴和"三八线"明显。

（4）四级，混合型：一、二、三级表现都有。

⑩ 三元抗衰技术有哪些

（1）肤色：①强脉冲光技术，如 LPL、OPT、PTF、C6、532、1064；②生物换肤技术；③全身美白疗法。

（2）肤质：①水光技术，如童颜针、微针；②射频技术，如点阵射频、E 波射频。

（3）松弛下垂：如埋线、超声波拉皮。

（4）凹凸不平：如脂肪填充与塑形、脂肪减少与塑形。

（5）皱纹：如注射美容、脂肪干细胞。

（6）臃肿：如消减注射、超声刀。

总之，皮肤年轻化的根本是胶原蛋白的新生、重塑。

⑪ 面部皮肤衰老表现有哪些

面部皮肤衰老的速度有明显的种族和个体差异，这与遗传和人体内外因素的影响密切相关。其组织学变化为真皮层乳头变低，弹性纤维失去弹性而断裂，胶原纤维更新缓慢并出现变性，细胞间质透明质酸减少，真皮含水量减少，汗腺和皮脂腺萎缩，表现为皮肤变薄、干燥、失去弹性而松弛，并出现皱褶和老年色素斑。

根据皮肤组织学变化程度和皱纹的深浅，可将皮肤衰老分为三度。

1）轻度：面部肌肉活动时可见细而浅的皱纹，活动停止皱纹也随之消失。

2）中度：面部静态时已能看到皱纹，但当牵拉和伸展皱纹两侧皮肤时皱纹消失。

3）重度：当牵拉两侧皮肤时，粗深的皱纹也不消失，这时真皮层的弹性纤维已经完全断裂。中国人面部皮肤最早也最明显衰老的部位是上下睑、眼角和额部，而口周放射状细皱纹是最迟出现的。

⑫ 面部深层组织衰老表现有哪些

面部皮肤衰老是多种因素造成的，与深部的肌肉、深筋膜、骨骼等组织改变有关。

（1）骨骼变化：随着年龄的增长，面部宽度、眶上嵴突及颅面深度有随之增加的趋势，而面部垂直高度有随之降低的趋势（图9-2）。

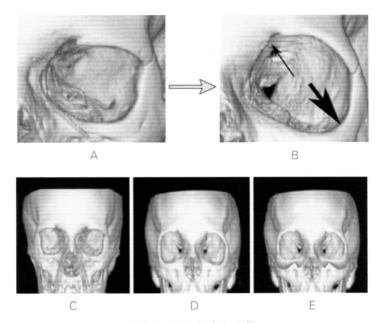

图9-2　眼眶的衰老变化
A.年轻女性眼眶　B.老年女性眼眶　C.年轻的眼眶　D.老化
的眼眶　E.恢复年轻的眼眶

（2）其他组织变化。

1）额颞部：额肌是上面部唯一的提肌，降肌则有四对，即降眉肌、睫上降肌、皱眉肌及眼轮匝肌眶部。随着年龄的增长，降肌的持续作用及重力的影响改变了肌肉间的平衡，以致出现眉下垂。为对抗下垂，出现额肌的过度活动而产生早期为动态的、后期为持续性的额纹。由于眉内中2/3有致密的结缔组织与骨膜紧密联结，而外1/3缺乏上述联结，并且额肌对眉的上提作用主要针对眉内中2/3，眉下垂主要表现为眉外侧下垂。皱眉肌将额向内及向下牵拉，导致眉间纵行或斜行皱纹的出现。降眉间肌则导致鼻根部水平皱纹的出现。

2）中面部：中面部衰老的变化是眶区以旋转方式下垂，即外层组织较内层组织下垂明显，眉下垂，睑颊交界下垂，鼻颧沟加深，泪槽畸形，下睑凹陷，长度增加，上唇变长，口角下垂，唇红变薄。由于重力的作用，软组织从颧区向下、向前易位到鼻唇沟区，面部轮廓从年轻时的心形，到方形，到老年时的梨形，韧带老化、变细（图9-3）。

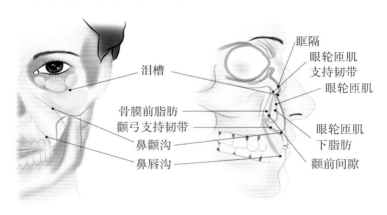

图9-3 中面部韧带老化、变细

3）下面部：主要表现为口下颌沟畸形。口下颌沟畸形的形成是一个复杂的过程。它涉及三个重要因素：面部体积的缩小、面部肌肉反复运动引起的在面部静息状态和活动状态时出现的皱褶，以及由重力引起的面部松垂。与此同时，覆盖咬肌前间隙的浅筋膜（颈阔肌）的松弛，也会使口下颌沟越发突显。

13 面部衰老分为哪些类型

Ⅰ型：只有下睑衰老表现，眶脂肪假性疝出，皮肤、肌肉轻度增加。

Ⅱ型：下睑衰老表现，伴睑颊交界轻度下降，即中面部衰老表现限定于上中面部。

Ⅲ型：下睑衰老表现，伴睑颊交界下降，颧骨明显，眶缘骨骼化，鼻唇沟加深。

Ⅳ型：除了Ⅲ型表现外，还有泪槽畸形，鼻颧沟加深，和（或）出现颧袋。颧袋是松弛的下睑皮肤、肌肉和脂肪在相对固定的眶颧韧带上下降而形成的，类似的颊软组织在相对固定的鼻唇沟限制韧带处下垂，加深鼻唇沟。然而值得注意的是，对一些先天颧骨明显及缺乏软组织的患者，衰老表现为鼻唇沟变平和消失。

14 面部皮肤皱纹分为哪几度

（1）轻度：面部肌肉活动时产生动力性皱纹，但活动停止后皱纹也随之消失。

（2）中度：面部静态时皱纹已出现，但可通过牵拉伸展周围皮肤而抚平。

（3）重度：皱纹粗深，外力不能抚平，组织学上显示真皮层的弹性纤维已经完全断裂。

15 鼻唇沟的老化征象分为哪几度

（1）轻度：静态时未见明显的鼻唇沟折痕及鼻唇沟嵴，微笑时可见鼻唇沟折痕明显。

（2）中度：静态时即可见明显的鼻唇沟折痕及鼻唇沟嵴，但鼻唇沟嵴不超过鼻唇沟。

（3）重度：静态时即可见较深的鼻唇沟，鼻唇沟嵴向前下超过鼻唇沟。

16 下颌缘的形态在端坐平视时分为哪几度

（1）轻度：下颌缘清晰，边缘光滑。

（2）中度：下颌缘模糊，皮肤有细纹，软组织松垂。

（3）重度：下颌缘形态消失，赘肉明显，皮肤皱纹粗深。

17 面颈部老化的五大危机是什么

（1）眼袋：眼周肌肤非常薄，一旦松弛下垂，就会形成眼袋，让人显得无神且老态。越来越多的女性习惯熬夜、用电脑导致用眼过度，让眼袋过早出现。

（2）苹果肌变平：随着年龄增长，胶原蛋白流失，颧骨骨架上的软组织日渐变薄，苹果肌变扁甚至移位到下方成了嘴边肉（图9-4），整个脸看起来又垮又扁，气色当然不好。

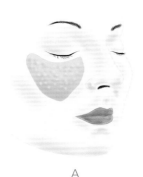
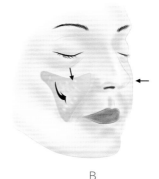

A   B

图9-4 苹果肌下垂使人显老
A. 正常的苹果肌   B. 下垂的苹果肌

（3）法令纹：法令纹是指从鼻翼两侧向下延伸到嘴角的两条对称纹路，又称虎纹、笑纹。法令纹让人倍显老态，现代人因生活作息不正常或是保养不当等因素，年轻肌肤也会早早出现法令纹（图 9-5 ）。

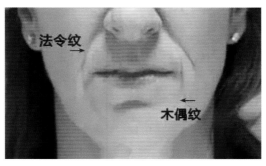

图9-5 法令纹、木偶纹

（4）松弛的下颌：双颊两侧的线条称为 jowlline，当面部胶原蛋白逐渐流失再加上重力，皮肤就会逐渐变得松弛、下垂，还会出现双下巴，使得原本的 V 脸变成了 U 脸，变得衰老（图9-6）。

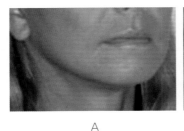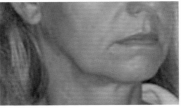

A   B

图9-6 下巴衰老的变化

A. V脸 B. U脸

（5）颈纹：女人颈部的肌肤细薄而脆弱，皮脂分泌较少，水分少易干燥，很容易产生皱纹。同时，由于颈部位置较为特殊，需要经常进行伸缩运动，加上在日常护理中重视程度不够，颈部的皱纹和松弛会比面部出现得更早、更严重（图9-7）。

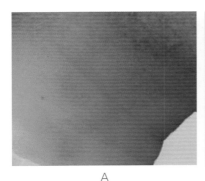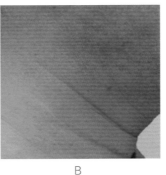

A   B

图9-7 颈部的衰老

A. 颈纹较不明显时 B. 颈纹加深时

⑱ 面部衰老主要看什么

人的衰老主要看脸，面部衰老主要看脸型，脸型主要看：①面部轮廓流畅度；②面部凹凸阴影面积；③眼周边的下垂度。

总之，脸型的上述变化都是因为面部软组织松弛、萎缩、下垂造成的衰老变化及体征。

⑲ 面部衰老的决定因素有哪些

（1）长期紫外线照射损害皮肤。

（2）皮下脂肪组织减少。

（3）面部表情肌的变化及其对皮肤的影响。

（4）组织弹性降低导致重力性改变。

（5）深层骨组织和软骨组织的变化。

⑳ 面部形态衰老怎么分类

国外专家通过一系列系统性研究得出了一种新的衰老分类方法。这种形态衰老的分类可被应用于基础美学矫正，极具价值，因为它可以帮助我们正确地理解衰老机制，减少一些潜在的风险。面部衰老的分类为医师提供了面部年轻化治疗的理论基础，有利于医师全面分析求美者状况，选择正确的治疗方案。

从微观角度看，人衰老时，皮肤供血量也随之减少，表皮变薄，基底细胞失去其正常有序的排列，自由基大量增加，黑色素细胞数量减少，皮肤趋于干燥，表皮屏障功能被损伤。面部的肌肉、筋膜和韧带变得松弛，骨质流失。

从宏观角度看，眼睑松垂、肥大、面部脂肪垫萎缩，皱纹出现，色素沉着，毛细血管扩张日趋明显。55岁以上的女性衰老特征是混合型的。与此同时，我们还可理解为它是多种衰老或以某一种衰老为主的综合表现。该专家将衰老分为四种类型：疲劳型、皱纹型、畸形型及肌肉型。

疲劳型衰老表现比较轻，属于生理性衰老，易发生于面部较瘦、椭圆脸型的女性。

（1）疲劳型衰老的主要特征包括：①皮肤正常或者稍微干燥；②皮下脂肪含量适中；③泪槽沟或睑颊沟正常；④眼眶下可见黑眼圈；⑤下面部中度下垂；⑥鼻唇沟和木偶纹深度中等；⑦肌肉紧张度及皮肤紧致性下降；⑧中度的光老化现象。

（2）皱纹型衰老的主要特征包括：①皮肤薄、敏感且易干燥；②皮下脂肪稍偏多；③细纹和皱纹较多；④肌肉紧张度下降；⑤组织下垂现象不明显；⑥有中重度的光老化现象（如色素沉着、光角化病）；⑦面部与颈部皮肤差异明显；⑧面部不同区域的脂肪容量减少（中面部尤为显著），加上面部骨质流失，让脸看上去更加衰老；⑨常见于妇女中比较强壮的人群。

（3）畸形型衰老的主要特征：下面部脂肪过多导致面

部轮廓畸形，有双下巴、颈部皱褶、眼袋、上眼睑突出等特征。具体表现为：①松弛下垂明显；②皮肤相对较厚，时常伴有毛孔粗大；③脸宽大；④鼻唇沟深；⑤面部水肿且淋巴循环不通畅；⑥无非常典型的色素异常沉着；⑦皮损显著（如水肿、炎症）；⑧面颊部潮红，毛细血管扩张。

（4）肌肉型衰老的主要特征包括：①肌肉较发达且皮下脂肪含量低；②国字脸；③颧骨突出；④两颊凹陷；⑤上睑下垂；⑥鼻唇沟和木偶纹中度突出；⑦色素比较明显，出现异常沉着；⑧面部轮廓随着年龄增长几乎无变化；⑨严重的弹性组织变性。

一般过度肥大的面部、鼻唇沟、下颌、颏部等，尤其是中面部的下垂，这些衰老的改变让人看起来较沉重，显得比实际年龄要老。

㉑ 面部皱纹分为哪几种

面部老化的皮肤皱纹分为自然性皱纹、动力性皱纹、重力性皱纹和混合型皱纹。

（1）自然性皱纹（或称体位性皱纹）：多位于婴儿的颈部，呈横向弧形，与生理性皮纹一致。自然性皱纹与皮下脂肪堆积有关。伴随年龄增大皱纹逐渐加深，纹间皮肤松垂。

（2）动力性皱纹：由表情肌的长期收缩所致，如抬头纹、鱼尾纹、眉间纹、鼻根部横纹、口周细纹等。

（3）重力性皱纹：在皮肤及其深面软组织松弛的基础上，再由于重力的作用而形成皱襞和皱纹。重力性皱纹多分布在眼周、口角外侧、下颌缘区和颈部。

（4）混合型皱纹：由多种原因引起，机制较复杂，如鼻唇沟、口周皱纹等。

22 眶区老化的形态学表现是什么

眼眶区域以眼部为中心，包括周边的部分结构和器官，往往是面部老化最显著的部位。依据解剖和功能特点，美容解剖学可将眶区定义为四周以眶缘为界的区域，即眉区、上睑区、颞区、下睑区和颧区，其老化表现存在个体差异，但总体可归结为皮肤质地的改变、皱纹和沟壑的出现及增多，以及软组织和骨骼容量、形态、位置的动态变化。

眶区皮肤出现萎缩、弹性减退、皮纹加深、干燥、粗糙、松弛、微血管扩张、皮肤色素改变及皱纹增多。周边结构出现眉下垂，上睑松垂，眼袋形成，上、下睑眶缘区凹陷，眶、颧骨缘显露，外眦部下降伴或不伴睑内翻、睑外翻及睑球分离，眼球位置下降及后移，下睑缘弧度增加，巩膜可视范围增加，眶颧区软组织松垂，颞部凹陷及骨骼的容量变化等。

（1）眉部向外下移位，眉与睑裂之间距离减小，上睑皮肤相对增多。

（2）上睑皮肤松弛、弹性减退，造成皮肤绝对增多。

（3）内、外眦部眼轮匝肌起止点密集且多为腱性结构，皮肤受此牵拉而较固定，其余部分眼睑皮肤则移动度大。在重力作用下，两端固定中央松弛的眼睑皮肤和眼轮匝肌松弛下垂，形成新月形。

（4）蒙古人种眼睑较为肥厚，老化后眶隔松弛薄弱，眶隔脂肪向外疝出，上、下眼睑更显臃肿。

（5）由于下眼轮匝肌韧带的限制作用，下睑的松弛组织向前下方突出，与颧部形成睑颧沟。

（6）眶周皮肤在眼轮匝肌的收缩作用下形成放射状鱼尾纹。

面部其他部位的衰老表现有：额部出现抬头纹并加深，鼻唇沟逐渐加深，腮腺及下颌部软组织向内下方移位，下颌脂肪堆积，颈阔肌松弛，颌颈角变钝。

23 眶区皱纹的表现形式有哪些

眼睑皮肤是全身皮肤中最薄弱的部位，而皮肤作为人体最大的器官，其衰老是一个复杂的生物学过程。自然老化和光老化是皮肤衰老的两个重要原因。眶区表情肌、皮肤及皮下脂肪是形成眶区老化性皱纹的重要解剖因素，而皱纹及沟壑主要由重力、肌肉收缩和皮肤松弛导致。按其产生原因可分为动力性、重力性和体位性，而涉及眶区老化的主要为前两类。

动力性皱纹是表情肌收缩牵拉皮肤所致。当表情肌收缩时，肌纤维缩短，牵拉皮肤使之形成与肌纤维长轴垂直的皮肤皱纹线。因为表情肌数量较多，结构精细，较为灵活，各肌或肌群间舒缩运动彼此配合，加之个人表情和习惯不完全一样，使动力性皱纹线在形态和程度上亦随之表现出多样性；一旦形成，即使相关表情肌未收缩，皱纹线也不会完全消失。

眶区主要的动力性皱纹线有：

1）眼睑纹：分布于上、下睑皮肤。上睑纹较为细密，内侧部可散向内上方，中间部可呈垂直向，外侧部可逐渐向外上方辐射；下睑纹稍显粗浅，斜向外下或呈垂直向。

2）鱼尾纹：以粗细不等的条纹状沿外眦呈放射状排列。

3）鼻根纹和鼻侧区纹：鼻根纹分布于鼻根部，常为横纹，亦可为纵纹；鼻侧区纹常为自鼻根斜向外下的纹。

4）眉间纹：分布于两眉头之间，多为垂直向，下部可略呈八字形向两侧展开，亦可为不规则形纹。

重力性皱纹出现的时间较晚，多在 40 岁以后，多出现于骨骼较突出和肌肉较多处。其主要是因为肌肉的萎缩和松弛，使其对皮肤的支撑作用减弱，加之皮肤弹性下降，皮下脂肪逐渐减少，在重力的作用下逐渐产生。但在面部有些区域，重力性皱纹已融入动力性皱纹而使皱纹线加深。如上睑皮肤软组织逐渐下垂，以上睑外 1/3 部为重，甚至可能遮盖睫毛，妨碍视力。下睑眼袋也是重力性皱纹，眉间皮肤软组织下垂可加重鼻根纹。

㉔ 眶区老化的解剖学机制是什么

通常认为，上睑中外侧松垂或肥厚臃肿是眶隔筋膜松弛、眶隔脂肪脱垂所致，同时眉脂肪垫、眼轮匝肌下脂肪垫的存在也与之有关。而下睑老化最常见的形态特征是眼袋的形成，这是由于下睑前壁的各层组织，包括皮肤、眼轮匝肌、眶隔等退变松弛，造成下睑前壁张力减弱，与眶内脂肪压力失去平衡引起眶脂肪移位、脱垂等病理改变而导致下睑组织不同程度的臃肿、膨隆或下垂，形成如袋状的异常形态。

㉕ 皮下脂肪眶区是如何老化的

容貌形成与眶区皮下脂肪的关系极为密切。年轻人眶区皮肤厚度和弹性较好，皮下脂肪多较饱满，皮肤易于移动和伸展，不易产生明显的皱纹，尤其是静态皱纹，但面部消瘦、皮下脂肪缺乏者易产生眶区皱纹。

年老者可分为两种情况：一种是眶区只有静态细浅皱纹，说明眶区仍有一定厚度的皮下脂肪；另一种是出现明显的静态粗深皱纹，则表明眶区皮下脂肪极薄甚至明显缺乏，皮肤与表情肌紧密相贴。由此可见，饱满的眶区皮下脂肪可保持皮肤表面的张力，减弱表情肌对皮肤的直接作用，而不易使皮肤产生皱纹。

26 面部老化是怎么发生的

面部老化是人体老化的局部表现，是一种渐进过程，其程度与年龄、遗传、生活、工作环境（如强紫外线照射）、心理情绪、营养状况和疾病有密切的关系。面部老化不但外表皮肤发生变化，而且深层的各种组织会发生位置和结构的变化，从而出现各种不同的老化表现。

皮肤老化是面部老化的外部表现，第一个外部老化表现是皮肤开始松垂。随着年龄增加，皮肤明显变薄，表皮细胞扁平、空泡形成、生理功能下降，表现为皮肤干燥、粗糙，基底层厚度变薄，乳突收缩，生发层细胞数量明显减少，胶原纤维含量逐渐减少，并且出现胶原纤维肿胀、碎裂、萎缩，因此皮肤弹性下降，失去原有的张力。皱纹是典型的皮肤老化征象。

27 面颈部组织松垂、移位、萎缩有哪些表现

在各种老化因素的作用下，除皮肤的改变外，面部深层软组织同时发生进行性萎缩、松垂移位和皱褶，颊部的鼻唇沟变得明显，颏下和颈部下垂。一般情况下，30岁后开始有上、下睑皮肤松弛，逐渐形成三角眼和眼袋；40岁后眼睑皮肤松弛加重，鼻唇沟明显；50岁后颊、颌、颏、颈部皮肤及软组织呈现松弛下垂，鼻尖渐变扁平；60岁后各部位皮肤及软组织松垂更趋明显。

毛发萎缩表现为毛发稀疏，发际后退。软组织萎缩表现为骨性轮廓突出，面部轮廓欠圆润，深部有脂肪的区域脂肪组织萎缩吸收，可见颞部凹陷、颧骨突出、眼窝凹陷、颊部凹陷等。

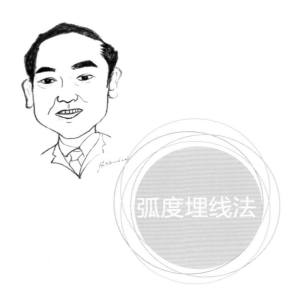

弧度埋线法

（1）弧度埋线法：系张宗学博士发明的倒钩线的一种埋植法。弧度埋线法根据每种倒钩线的特点和要被提拉部位皮肤、皮下软组织的特点，分别按一定弧度进针布线。弧度埋线法不仅要求行针过程有弧度地进行，还要求每个埋植线材的远端点呈一定弧度。弧度埋线法提拉的效果比直线提拉法更自然，更符合面部生理曲度，适用于苹果肌成形、颧骨高点部位的提拉、下颌缘成形和木偶纹的改善等。

弧度埋线法的优点：

第一，由于采用弧度埋线法，增加了线材在组织内的布线长度，也就是线材与组织的摩擦力增大，因此减少了线材滑脱的风险。

第二，弧度埋线法由于加入了横向力量，因此分解了单一方向的拉力，由线性提拉变为扇面提拉，由此以面代线的提拉对松垂组织提拉的力的范围更大，因此被提拉处更自然、平整。

第三，弧度埋线法使倒钩线的受力点大部分聚集在线的弧度段，从而使线材远端突然受力的机会减少，也就使"酒窝"出现的机会大大减少。

第四，弧度的大小完全取决于求美者的条件和提拉的需求，可灵活掌握。

（2）关于进针点的问题：笔者认为进针点操作远比出针点层次更清晰、更好掌握。由于面部提升主要是下面部的提升，所以下面部从下往上行针提拉效果更好，同时弧度更容易控制。颞部血管较多,穿刺中很容易发生出血、肿胀。比如大Ⅴ线从下往上进针能很好地避免颞部血管的损伤。

一般布线法和各种线材的弧度埋线法见下图。

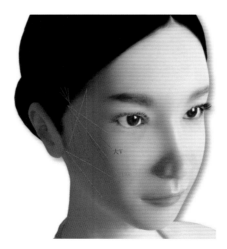

一般布线法

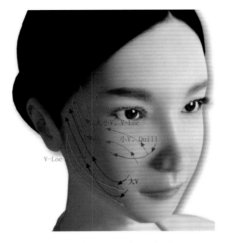

各种线材的弧度埋线法

（3）弧度埋线法发布现场及演示见下图。

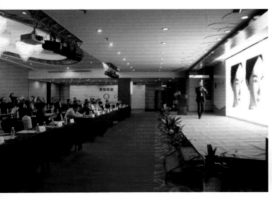

A

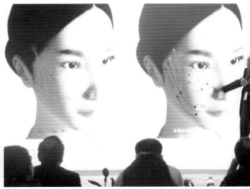

B

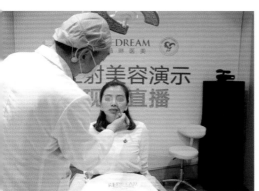

C

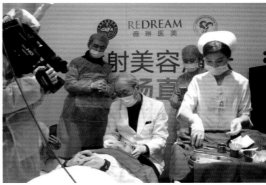

D

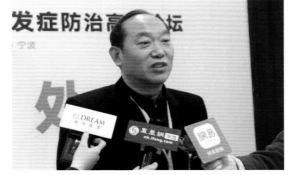

E

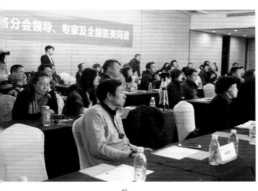

F

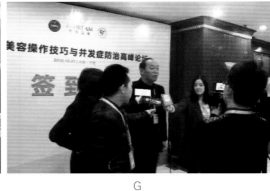

G

弧度埋线法发布现场及演示

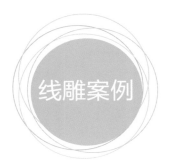

案例 1：陈旧性痘瘢 8 年，激光磨削 3 次 + 平滑线瘢痕真皮下植入 + 防晒。

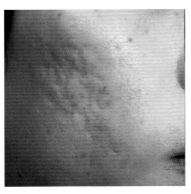

术前

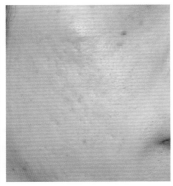

术后

案例 2：女，55 岁，倒钩线 + 平滑线 + 玻尿酸 + 肉毒毒素。

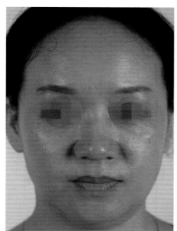

术前 术中（左边脸已经提拉）

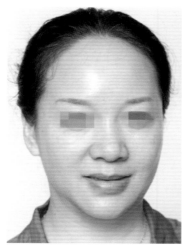

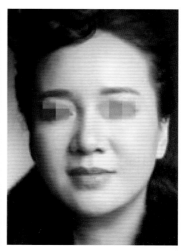

术后半个月 术后1个月

案例 3：女，33 岁，倒钩线 + 肉毒毒素 + 玻尿酸。

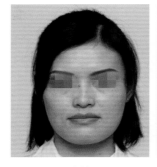
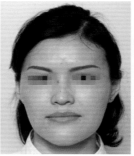
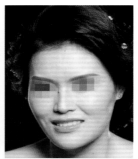

术前　　　　　　　　　　术中　　　　　　　　　　术后

案例 4：女，60 岁，V-Loc 线 + 玻尿酸 + 肉毒毒素。

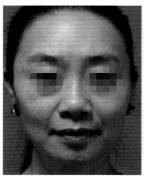
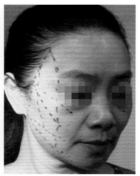

术前　　　　　　　　　　术前设计

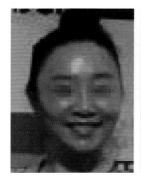
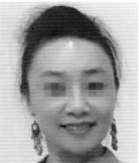
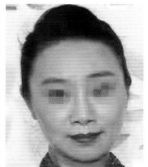

术后即刻　　　　　　　术后1个月　　　　　　术后1年

案例 5：男，40 岁，单纯 Quill 线面部提升和苹果肌成形术。

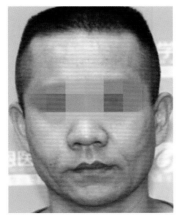
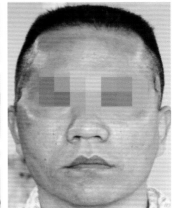

术前正位 术后正位

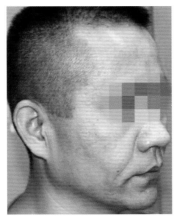
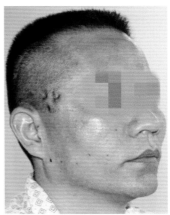

术前斜位 术后斜位

参考文献

［1］王佳琦，赵敏，戚可名，等 . 面部三层剥离除皱术［J］. 中华整形外科杂志，2001，17（4）：244.

［2］Brandt M G, Hassa A, Roth K, et al. Biomechanical properties of the facial retaining ligaments［J］. Arch Fac Plast Surg, 2012, 14(4): 289−294.

［3］Ozdemir R, Kilinc H, Unlü R E, et al. Anatomicohistologic study of the retaining ligaments of the face and use in face lift: retaining ligament correction and SMAS plication［J］. Plast Reconstr Surg, 2002, 110(4): 1134−1147; discussion 1148−1149.

［4］亓发芝 . 中面部除皱术的进展［J］. 中国美容医学，2007，16（1）：111−113.

［5］杨柠泽，王志军，苏晓玮，等 . 颞脂肪垫的解剖学研究与老化分析［J］. 中华整形外科杂志，2012，28（3）：212−217.

［6］Pilsl U, Anderhuber F. The chin and adjacent fat compartments［J］. Dermatol Surg, 2010, 36(2): 214−218.

［7］Mendelson B C, Freeman M E, Wu W, et al. Surgical anatomy of the lower face: the premasseter space, the jowl, and the labiomandibular fold［J］. Aesth Plast Surg, 2008, 32(2): 185－195.

［8］Stuzin J M, Baker T J, Gordon H L. The relationship of the superficial and deep facial fascias: relevance to rhytidectomy and aging［J］. Plast Reconstr Surg, 1992, 89(3): 441－449; discussion 450－451.

［9］Nash L G, Phillips M N, Nicholson H, et al. Skin ligaments: regional distribution and variation in morphology［J］. Clin Anat, 2004, 17(4): 287－293.

［10］王炜. 整形外科学［M］. 杭州：浙江科学技术出版社，1999：1100－1103.

［11］Lemmon M L, Hamra S T. Skoog rhytidectomy: a five-year experience with 577 patients［J］. Plast Reconstr Surg, 1980, 65(3): 283－297.

［12］Ree T D. Extended subcutaneous face lift［J］. Aesth Plast Surg, 1980, 12: 703.

［13］Hamra S T. Composite rhytidectomy［J］. Plast Reconstr Surg, 1992, 90(1): 1－13.

［14］Mitz V, Peyronie M. The superficial musculo-aponeurotic system(SMAS) in the parotid and cheek area［J］. Plast Reconstr Surg, 1976, 58(1): 80－88.

［15］Lambros V. Observations on periorbital and midface aging［J］. Plast Reconstr Surg, 2007, 120(5): 1367－1376; discussion 1377.

［16］Furnas D W. The retaining ligaments of the cheek［J］. Plast Reconstr Surg, 1989, 83(1): 11－16.

［17］Goldwyn R M. The designer face lift［J］. Plast Reconstr Surg, 2002, 109(2): 808－809.

［18］Putterman A M, Urist M J. Baggy eyelids—a true hernia［J］. Ann Ophthalmol, 1973, 5(9): 1029-1032.

［19］Loeb R. Fat pad sliding and fat grafting for leveling lid depressions［J］. Clin Plast Surg, 1981, 8(4): 757-776.

［20］朱昌，张波，余力，等. 面部除皱术［J］. 中华医学美学美容杂志，2001，7（6）：332-334.

［21］林金德，宋建良，陈小平，等. 颅面骨骼轮廓老化特征分析［J］. 中国美容医学，2005，14（1）：68-71.

［22］陈小平，宋建良，肖圣祥，等. 面部轮廓老化的形态特征［J］. 中华医学美学美容杂志，2006，12（1）：1-4.

［23］Papadopoulos M A, Christou P K, Christou P K, et al. Three-dimensional craniofacial reconstruction imaging［J］. Oral Surg Oral Med Oral Pathol Oral Radiol Endodont, 2002, 93(4): 382-393.

［24］Larson D L. An historical glimpse of the evolution of rhytidectomy［J］. Clin Plast Surg, 1995, 22(2): 207-212.

［25］Pessa J E. An algorithm of facial aging: verification of Lambros's theory by three-dimensional stereolithography, with reference to the pathogenesis of midfacial aging, scleral show, and the lateral suborbital trough deformity［J］. Plast Reconstr Surg, 2000, 106(2): 479-488; discussion 489-490.

［26］Pessa J E, Zadoo V P, Mutimer K L, et al. Relative maxillary retrusion as a natural consequence of aging: combining skeletal and soft-tissue changes into an integrated model of midfacial aging［J］. Plast Reconstr Surg, 1998, 102(1): 205-212.

［27］Bartlett S P, Grossman R, Whitaker L A. Age-related changes of the craniofacial skeleton: an anthropometric and histologic analysis［J］. Plast Reconstr Surg, 1992, 90(4): 592-600.

［28］Hester T R Jr, Codner M A, McCord C D, et al. Evolution of technique of the direct transblepharoplasty approach for the correction of lower lid and midfacial aging: maximizing results and minimizing complications in a 5-year experience［J］. Plast Reconstr Surg, 2000, 105(1): 393−406; discussion 407−408.

［29］Reno W T. Reinforced orbitotemporal lift: contribution to midface rejuvenation［J］. Plast Reconstr Surg, 2003, 111(2): 869−877; discussion 878−879.

［30］齐慧颉，马海欢.面部老化机制与除皱术的术式选择［J］.中国现代医药杂志，2008，10（3）：138−140.

［31］Hamra S T. The zygorbicular dissection in composite rhytidectomy: an ideal midface plane［J］. Plast Reconstr Surg, 1998, 102(5): 1646−1657.

［32］Hamra S T. Correcting the unfavorable outcomes following facelift surgery［J］. Clin Plast Surg, 2001, 28(4): 621−638.

［33］Moelleken B R. Midfacial rejuvenation［J］. Fac Plast Surg, 2003, 19(2): 209−222.

［34］Psillakis J M, Rumley T O, Camargos A. Subperiosteal approach as an improved concept for correction of the aging face［J］. Plast Reconstr Surg, 1988, 82(3): 383−394.

［35］袁志伟,杨佩瑛,冯光珍.鼻唇沟除皱术的局部解剖学与临床应用研究［J］.中华整形烧伤外科杂志，1999，15（4）：271−274.

［36］Little J W. Applications of the classic dermal fat graft in primary and secondary facial rejuvenation［J］. Plast Reconstr Surg, 2002, 109(2): 788−804.

［37］李云峰、李静平、何军.面部除皱术的应用解剖研究［J］.齐齐哈尔医学院学报，2007，28（3）：294−295.

［38］韦昕，杨柠泽，王志军，等.眶区老化机制研究浅析［J］.中国美容整形外科杂志，2014，25（11）：647−650.

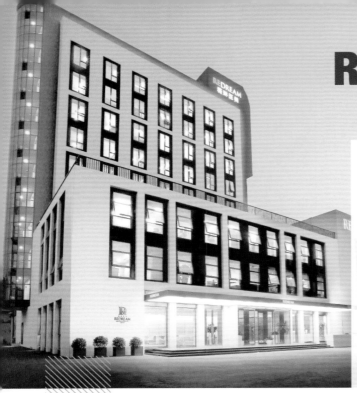

ReDream
Ningbo
薇琳医美(宁波)

宁波薇琳美容医院隶属于中美韩合资公司——ReDream薇琳医美企业集团，并于2015年进驻宁波市商业投资聚集之地——江东区，位于繁华的百丈东路和桑田路交叉路口，交通便利，设施齐全，环境优越。

宁波薇琳美容医院，致力于将微创整形、抗老化、皮肤管理、体型管理、私密整形等医美技术及奢美定制服务引入宁波，并拥有博士专家团队常驻医院。医院高标准重视考量客户隐私和对美学高品质的需求，提供私密环境、专属空间、VIP管理体系等，为宁波及周边区域爱美名媛、明星和国内外社会精英人士，提供优质医学美容解决方案与良好专属体验。

宁波薇琳美容医院医资团队由海内外医学美容博士专家领衔，同时汇集了具有丰富经验的医技人员，让爱美人士不出国门，同样拥有高品质的专业医学美容服务。他们具有资深的医学背景、丰富的专业经验和高尚的职业道德，从而以至佳的医学理论为您定制安全医学美容解决方案。

追求卓越的医美服务是宁波薇琳美容医院的至高目标。不断探寻并汲取全新服务理念及技术、提供奢美定制服务，旨在满足眼光明锐、注重细节的社会精英人群，为她们实现对自我形象的品质诉求，完成人生的美丽梦想。

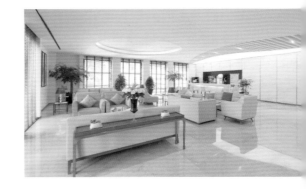

宁波薇琳美容医院倡导美丽应内外兼修。美，重在内调心态，外修仪表，提升气质和保持风格。为给求美人士提供舒适和优质的美丽服务，宁波薇琳联合众多美学机构，结合时尚美学与设计理念，通过其专业设计团队，从基础要求到高级定制，提供私人形象设计、形体指导及时尚口味服务，让美丽更加具有品质与内涵。

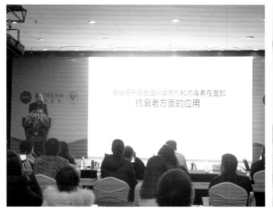

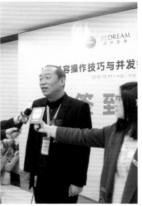

张宗学博士代表宁波薇琳在2016注射美容与面部年轻化
高峰论坛作专题演讲，弧度埋线法受到大会的高度评价

张宗学博士接受媒体采访

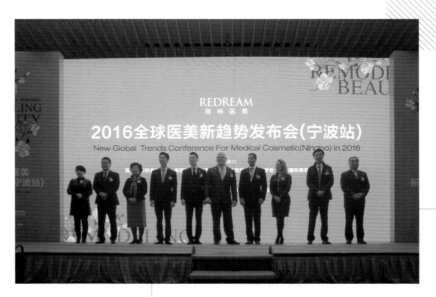

宁波薇琳医美承办2016全球医美新趋势发布会